ZMS

DANIEL GARLINER

Myofunktionelle Diagnose und Therapie der gestörten Gesichtsmuskulatur

Nachweis der Notwendigkeit der Behandlung an Hand von Beispielen aus dem »Institute for Myofunctional Therapy«, Coral Gables, Florida

Mit 52 Abbildungen

VERLAG
ZAHNÄRZTLICH-MEDIZINISCHES SCHRIFTTUM MÜNCHEN

Die Originalausgabe erschien 1979 bei Warren H. Green, Inc. Publishers, St. Louis, Missouri, unter dem Titel »Swallow right – or else«.
Professor Daniel Garliner ist Präsident des ›Institute for Myofunctional Therapy‹, Coral Gables, Florida; Visiting Assistant Professor, Department of Orthodontics and Prosthodontics at Howard University, Washington, D. C.; Clinical member of the TMJ Clinic, Department of Otolaryngology, New York Eye and Ear Infirmary.
Übersetzung: Ilse Kienle, München.

Gestaltung und Produktionsleitung: Heinrich Knapp, München. Satz: Tutte, Salzweg. Druck: E. Rieder, Schrobenhausen. Printed in Germany 1980.
ISBN 3 87394 0140

Inhaltsverzeichnis

Widmung

Das Entstehen eines Buches ist das Ergebnis der Bemühungen vieler, vieler Menschen.
Da sind jene, die das Denken eines Autors anregen und ihm eine bestimmte Richtung geben.
Allen, die mir bei der Formulierung der grundlegenden Gedanken, die in diesem Buch ausgedrückt sind, geholfen haben, kann ich nur herzlich danken:
Dafür, daß sie mir den Weg gewiesen haben; dafür, daß sie mir geholfen haben, die Notwendigkeit eines Buches dieser Art zu erkennen.
Dieses Buch ist von viel Freude begleitet: der Freude des Wissens, der Freude des Entdeckens, der Freude, ein Problem zu bewältigen, der Freude, zu wissen wo und wie Hilfe für ein bestehendes Problem zu finden ist.
Die Freude, ein Buch zu schreiben, wird noch übertroffen von der Freude, etwas mit seinen Lesern zu teilen. Wenn Sie, der Leser, in diesem Buch etwas für Sie Wichtiges finden, dann war es all die Zeit und Anstrengung wert. Deshalb ist dieses Buch Ihnen gewidmet, Ihnen, die es lesen, Ihnen, die es brauchen können.
Wissen zu erwerben ist ein gottgegebenes Privileg – es zu benützen heißt einen göttlichen Auftrag zu erfüllen – es zu teilen ist die ehrerbietigste Handlung von allen.

Professor Daniel Garliner

Vorwort des Verfassers

Es dauerte mehrere Jahre, bis dieses Buch Gestalt annahm. Aufregende Jahre, Jahre der Herausforderung, Jahre voll Enttäuschung und Jahre der Hoffnung. Die aufregenden Jahre waren die Jahre der dramatischen Erkenntnis, daß die Gesichtsmuskeln eine bedeutende Rolle in der Zahnmedizin, der Allgemeinmedizin und der Sprachtherapie spielen.

Das war die Zeit, in der die Richtigkeit der Worte »In einem Kampf zwischen Muskeln und Knochen werden die Muskeln immer gewinnen« bewiesen wurde. Wir lernten, daß es nach der kieferorthopädischen Änderung der Zahnstellung einen Rückfall gibt, wenn nicht die Gesichtsmuskeln in der neuen Form stabilisiert werden. Wir lernten, daß Okklusion und Gesichtsmuskelfunktion in enger Beziehung stehen.

In den Jahren der Herausforderung wurde ein verständliches Therapieprogramm entwickelt, um gestörte Gesichtsmuskelbalance zu korrigieren.

In den Jahren voller Enttäuschungen wurden offensichtliche Wahrheiten dieser Idee angegriffen. Uns schien der Sinn unserer Arbeit so offenbar zu sein, daß wir allgemeine Zustimmung erwarteten. Das war natürlich unmöglich.

Dr. George *Painter*, Mitarbeiter am ›Institute for Myofunctional Therapy‹, aus Huntsville, Alabama, schrieb während eines unserer Kurse am Institut diese prophetischen Worte: »Alle großen Bewegungen durchlaufen vier Phasen. Zuerst werden sie ignoriert. Dann werden sie kritisiert. Als drittes werden sie bekämpft. Und viertens werden sie schließlich als eine Form des Lebens akzeptiert. Niemals ist etwas zur Verbesserung des menschlichen Lebens unternommen worden, das nicht zuerst beargwöhnt worden wäre.«

Schließlich kommen wir zur Gegenwart und das sind die goldenen Jahre, die Jahre der Hoffnung. Über achttausend Praktiker haben am »Institute for Myofunctional Therapy« ihre Abschlußprüfung abgelegt. Über eine Million und sechstausend Patienten in der

ganzen Welt wurden erfolgreich nach einer Methodenlehre behandelt, die während der Jahre der Anzweiflung entwickelt worden war. Unsere gegenwärtige Forschung bemüht sich um weiterführende Erkenntnisse für Diagnose und Behandlung.
Ja, es waren aufregende Jahre, herausfordernde Jahre, enttäuschende Jahre und jetzt auch hoffnungsvolle Jahre. Nachdem Sie dieses Buch gelesen haben, kann es sein, daß Sie wie viele andere finden, daß Ihre Gesichtsmuskeln in Ihrem Leben eine bedeutende Rolle spielten und spielen. Lesen Sie also dieses Buch, denken Sie darüber nach, entnehmen Sie ihm das für Sie Wichtige und benützen Sie es. Es wurde für Sie geschrieben.

Vorwort
des Herausgebers der deutschen Ausgabe

Die von Prof. Garliner vertretene Theorie der Bedeutung der Gesichts-, Lippen- und Wangenmuskulatur für die Gesamtfunktion des Kauapparates hat nicht nur für den praktischen Zahnarzt und den Kieferorthopäden, sondern auch für den Arzt, den Logopäden und den Kosmetiker Bedeutung. So ist es erklärlich, daß im Aufbau, in der Formulierung der Fakten nicht der streng wissenschaftliche zahnärztliche Tenor eingehalten wurde, sondern daß der Verfasser versucht, auch dem Nicht-Zahnmediziner die Problematik der Muskelfehlfunktion auf leicht verständliche Art darzustellen.
Die Kollegen der Zahnmedizin müssen also verstehen, wenn zahnärztlich fachliche Begriffe umschrieben, das Gesamtzusammenwirken von Prothetik, Kieferorthopädie/Orthodontie, Okklusionslehre nur gestreift oder gar nicht dargestellt werden.
Die gutgewählten typischen Beispiele sollen gerade den Kollegen, der sich mit dem myofunktionellen Problem noch wenig befaßt hat, und diejenigen, die dem oben bereits als Nicht-Zahnmediziner angesprochenen Kreis angehören, bewegen, sich über ähnliche Probleme in ihrem Patientenkreis Gedanken zu machen.
Die typisch amerikanische Lehrart der sich wiederholenden Darstellung der einzelnen Probleme soll dazu dienen, dem Leser die Bedeutung der Gesamtproblematik näherzubringen. Aus den am Schluß gebrachten Hinweisen zur Bekämpfung von Daumenlutschen oder Fehlverhalten der Zunge können sogar Laien großen Nutzen ziehen.

Willi Martin Schmitt

1

Kann die Korrektur der gestörten Gesichtsmuskelbalance das Aussehen verbessern?

»Mein Aussehen hat sich wirklich verbessert! Ich hätte nie gedacht, daß ich durch die Myofunktionstherapie, die meine schwachen Gesichtsmuskeln kräftigen sollte, auch besser aussehen würde. Wie erklären Sie das?«
Als ich die Frage zum erstenmal hörte, fragte ich mich, ob diese Feststellung der Wahrheit entspräche oder ob ich der Patientin diese Idee einsuggeriert hatte. Als ich jedoch mehr und mehr über die Funktion der Gesichtsmuskeln lernte, wurde mir klar, daß die Beobachtung der Patientin richtig war. Um dies zu verstehen, müssen wir wissen, daß die Gesichtsmuskeln zwei bestimmte Aufgaben haben: Funktion und Stützung. Die Funktion der Gesichtsmuskeln beruht auf ihrer Bewegungsfähigkeit: das ist die Fähigkeit, die Kiefer zu öffnen und zu schließen, die Lippen zu öffnen und zu schließen und die Bewegungen der Zunge zu kontrollieren. Die Gesichtsmuskeln sind Bewegungsmuskeln.
Die zweite Aufgabe der Gesichtsmuskeln ist die Stützung der Gesichtsstruktur. Das Fehlen dieser Stützung durch die Gesichtsmuskeln zeigt sich am offensichtlichsten bei Menschen, die an der Bell'schen Lähmung leiden. Bei dieser Krankheit werden Teile der Gesichtsmuskulatur durch fehlende Nervenstimulierung gelähmt. Das Ergebnis ist, daß das Gesicht erschlafft. Die Muskeln können ihre Aufgabe nicht mehr erfüllen.*
Millionen von Menschen haben schwache Gesichtsmuskeln. Ihr Aussehen ist weniger gut, als dies bei richtig funktionierenden Gesichtsmuskeln der Fall wäre. Sehr viele dieser Menschen haben auch Schwierigkeiten mit den Zähnen und leiden unter Gesichtsschmerzen.
Drei Muskelgruppen sind beim Kauen, Schlucken und Sprechen

* Anmerkung des Herausgebers: Bekannt als ›Bell-Phänomen‹. Der Physiologe *Bell* (1774 – 1842) beobachtete bei Facialislähmung das Offenbleiben der Lidspalten beim Augenschließen.

besonders wichtig: Die Lippenmuskeln, die Wangenmuskeln und die Zungenmuskeln.
Die Lippenmuskeln spielen in der Gesamtfunktion der Gesichtsmuskeln eine bedeutende Rolle. Sie haben die besondere Aufga-

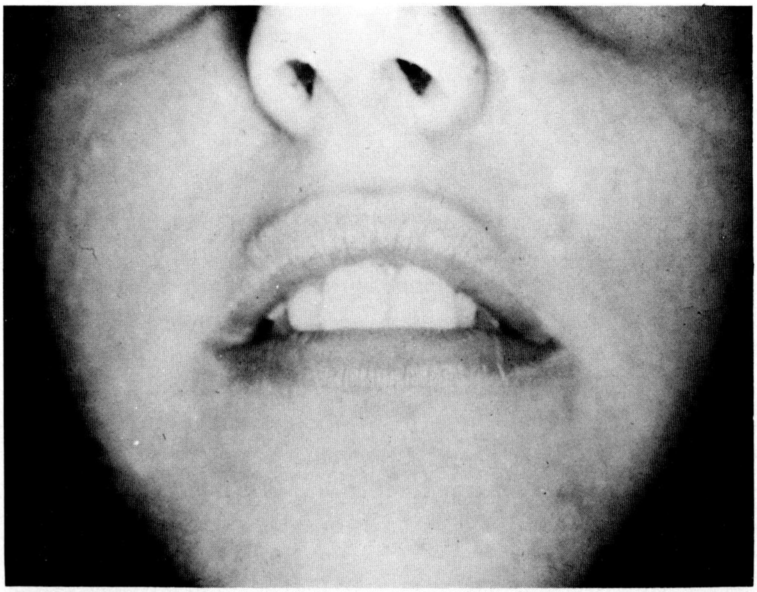

Abb. 1: Lippenstruktur vor der Myofunktionstherapie.

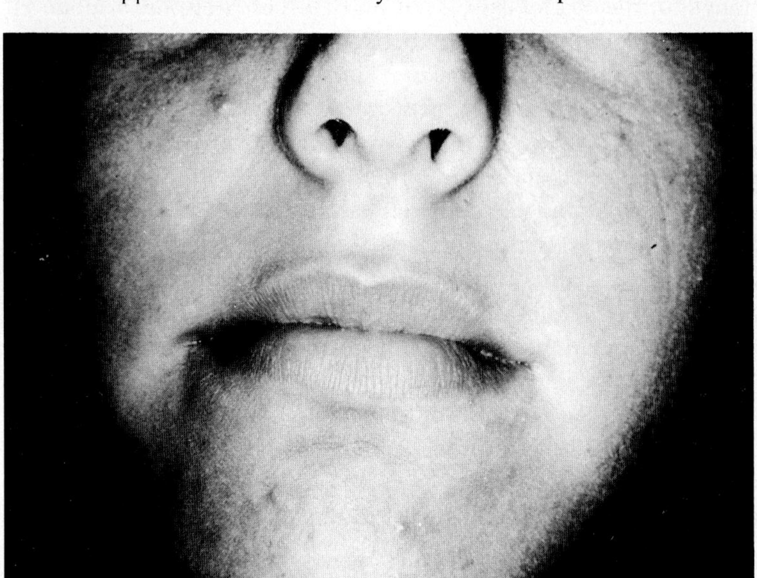

Abb. 2: Lippenstruktur nach der Myofunktionstherapie.

be, die Zähne in ihrer Stellung zu halten. Dabei dienen die Lippenmuskeln als Stützmuskeln für die Zähne. Auch aus kosmetischen und ästhetischen Gründen sollten diese Muskeln kräftig ausgebildet sein. Bei schwachen Lippenmuskeln tendiert die Oberlippe dazu, sich nach oben zu wölben (siehe *Abb. 1*) und die Lippen werden weich und dick. Dies kann zu einem unbefriedigenden Aussehen führen.
Auch die Wangenmuskeln dienen als Stütze, und zwar für die seitlichen Zähne. Die Wangenmuskeln werden zum Öffnen und Schließen der Kiefer benützt. Sind sie nicht straff, sondern nur schwach ausgebildet, geben sie den Wangen ein schlaffes Aussehen. Sind sie jedoch zu kräftig, lassen sie die Wangen hervortreten. Auch das führt wieder zu einem weniger guten Aussehen.
Die Zungenmuskeln sind besonders faszinierend. Sie können so viele Funktionen ausüben. Die Position der Zunge bestimmt die Stellung des Unterkiefers. Drückt die Zunge gegen die unteren Zähne, schiebt sie dadurch den Unterkiefer nach vorne. Auch die Zungenmuskeln haben eine stützende Funktion. Sie helfen, den oberen Teil der Mundhöhle zu formen und zu stützen. Würde jemand seine Zunge einbüßen, bestünde die Möglichkeit, daß der obere Zahnbogen mangels Unterstützung durch die Zunge zusammenbricht (siehe *Abb. 3*). In ihrer Ruhestellung liegt die

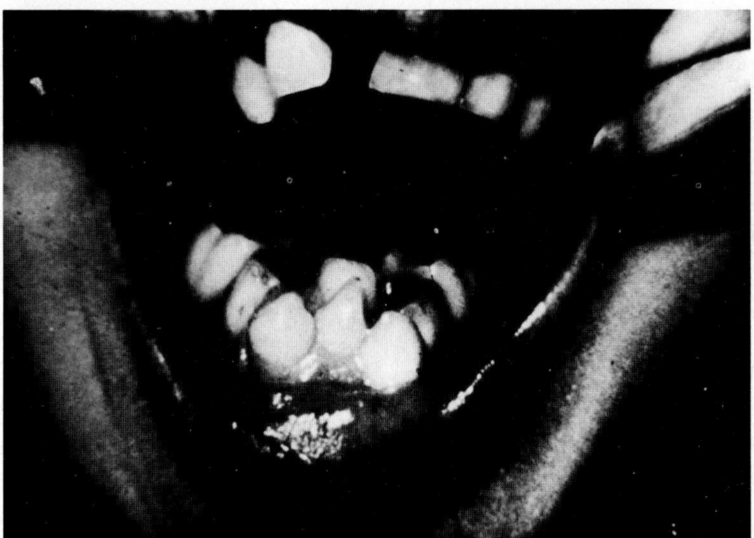

Abb. 3: Patient, der ohne Zunge geboren wurde. Bemerkenswert ist die Art des Zahndurchbruchs, der ohne die Unterstützung der Zungenmuskeln erfolgte.

Zunge direkt hinter den oberen Frontzähnen. Beim Schlucken drückt sie sich nach oben an den Gaumen und bewegt sich dann nach hinten, wobei sie die Nahrung in die Speiseröhre schiebt. Liegt die Zunge in ihrer Ruhestellung zwischen den oberen und

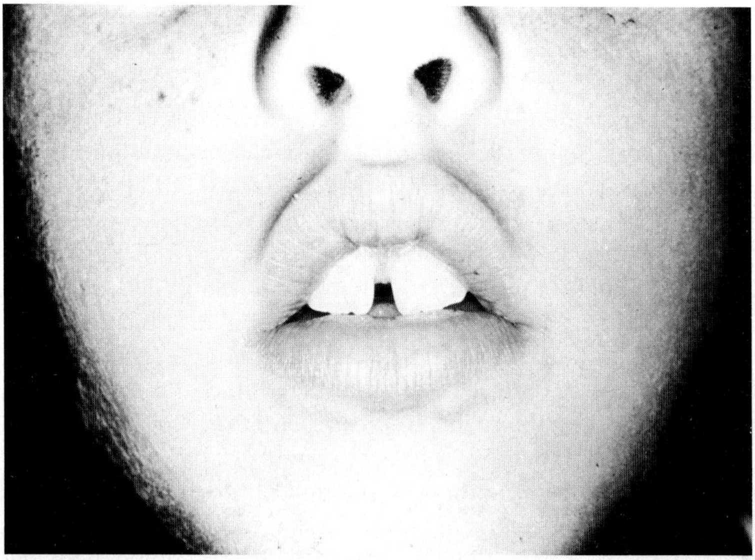

Abb. 4: Ungünstiges Aussehen infolge gestörter Gesichtsmuskelbalance.

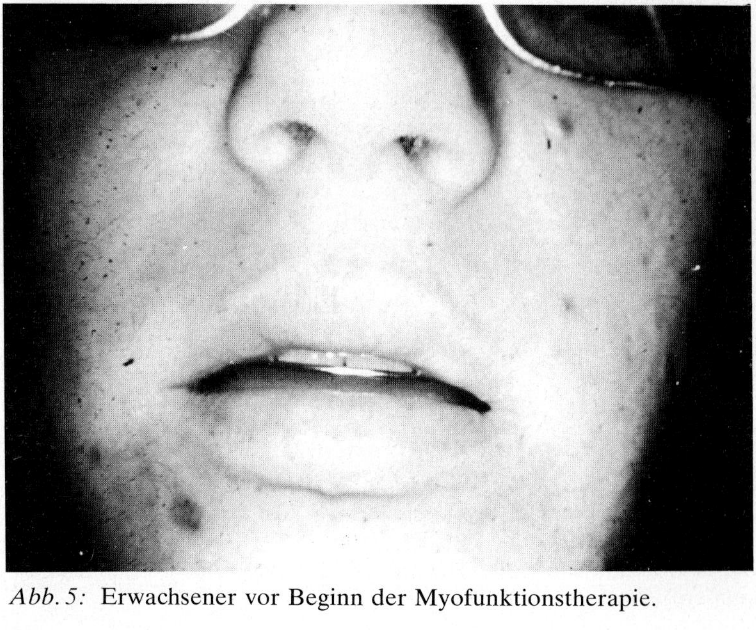

Abb. 5: Erwachsener vor Beginn der Myofunktionstherapie.

unteren Zähnen oder drückt sie gegen die unteren Zähne, können diese Fehlstellungen zu einer mangelhaften Gesichtssymmetrie beitragen.

Durch eine gestörte Balance der Gesichtsmuskeln und eine ungünstige Ruhestellung der Zunge erhält ein Gesicht ein wenig anziehendes Aussehen. Die Lippen können leicht offenstehen, die Zunge kann zwischen den Zähnen liegen, der Unterkiefer kann vorstehen. Das daraus resultierende unvorteilhafte Aussehen beruht allein auf falscher Muskelstellung und falscher Muskelreaktion. Dieser Zustand kann nur durch eine Umschulung der Gesichtsmuskulatur gebessert werden.

Wie schon vorher festgestellt wurde, erfüllen die Gesichtsmuskeln eine zweifache Aufgabe. Erstens ermöglichen sie durch ihre Funktion dem Kiefer und dem oberen Teil des Gesichts die Zusammenarbeit. Zum zweiten dienen sie als Stütze. Richtig funktionierende Muskeln erfüllen nicht nur ihre Aufgaben besser, sie führen auch zu einem attraktiveren Aussehen.

Margaret, eine junge Frau von vierundzwanzig Jahren, lebt in New York in einer Umgebung, in der auf die äußere Erscheinung großer Wert gelegt wird. Margret hatte ein besonderes Problem. Ihre Oberlippe schien zu kurz zu sein, sie wölbte sich nach oben. Die junge Frau zog schon eine Schönheitsoperation in Erwägung, konnte sich jedoch diese Ausgabe nicht leisten. Sie hatte auch häu-

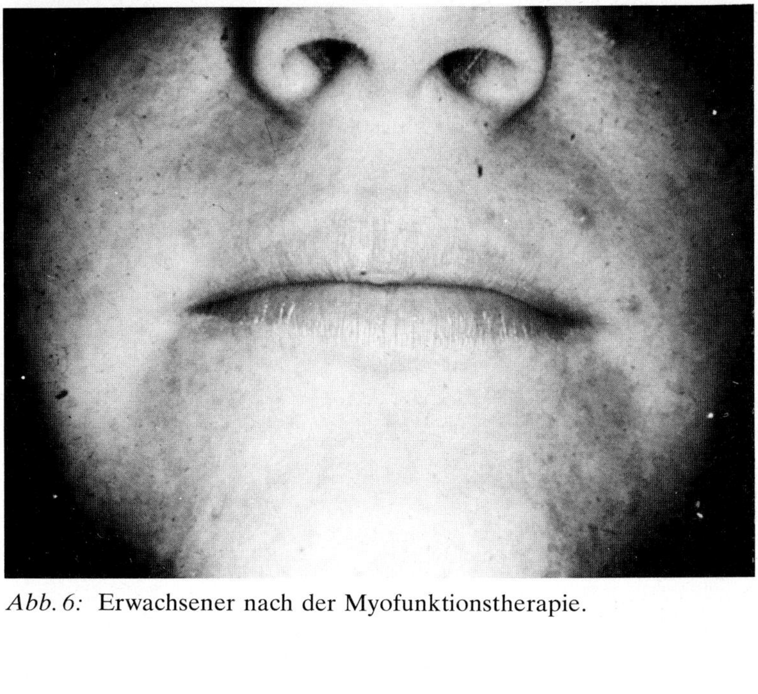

Abb. 6: Erwachsener nach der Myofunktionstherapie.

fig den Mund offenstehen und die Zunge zwischen den Zähnen liegen. Ihre Freunde machten sie ständig darauf aufmerksam, welch ungünstigen Einfluß das auf ihr Aussehen hatte. In Margarets Worten: »Sie sprechen ständig darüber, wie meine Lippen aussehen und wie ich meine Zunge halte. Das ist schon so, seit ich ein Kind war. Und doch scheint niemand zu wissen, was man dagegen tun könnte.« Margaret wurde von ihrem Zahnarzt ein myofunktionell behandelnder Zahnarzt empfohlen, der feststellte, daß ihr Problem in den Gesichtsmuskeln lag. Er stellte fest, daß sie sehr schwache Lippenmuskeln hatte und gewohnheitsmäßig sowohl in der Ruhestellung als auch während des Schluckens die Zunge nach vorne zwischen die Zähne legte.

Die junge Frau unterzog sich einer Myofunktionstherapie, die diese Fehlhaltung korrigierte. Als sie nach Beendigung der Therapie gefragt wurde, wie sie mit ihrem Aussehen zufrieden sei, antwortete sie: »Ich kann es kaum glauben. Meine Freunde sagen mir, ich sähe um vieles besser aus. Sie wundern sich, was mit mir geschehen ist. Dabei hat sich lediglich die Art, in der meine Gesichtsmuskeln arbeiten, geändert. Ich habe meine Lippenmuskeln durch eine Reihe von Übungen gekräftigt und ich weiß jetzt, wo meine Zunge in der Ruhestellung und während des Schluckens liegen muß. Das Ergebnis ist, daß mein Gesicht so viel besser aussieht. Ich kann meinem Zahnarzt nicht genug danken.«

Die Geschichte dieser jungen Frau ist von großer Tragweite. Es war offensichtlich, daß sie im Begriff war, scheu zu werden, weil sie durch ihr Aussehen gehemmt war. Je älter sie wurde, desto mehr wurde ihr bewußt, daß andere Menschen ihr Aussehen ungünstig beurteilten und sie zog sich immer mehr zurück.

Nach der Therapie veränderte sich Margarets ganze Persönlichkeit. Jetzt ist sie Empfangsdame in einem großen Büro und genießt den Umgang mit Menschen. »Ich freue mich darüber, Menschen zu treffen«, sagt sie. »So viele Jahre lang hatte ich das Gefühl, ich könnte es nicht.« Die Veränderung ihres Gesichts hat Margaret ein völlig neues Selbstgefühl gegeben.

2

Worum geht es?

Worum geht es dabei? Ist die richtige Funktion der Gesichtsmuskeln wirklich so wichtig für die Gesundheit eines Menschen? Die Antwort ist eindeutig ja.

Wichtige Gründe dafür, daß viele von uns Probleme mit ihrem Kauorgan haben, sind falsche Gesichtsmuskelfunktion und anormales Schluckverhalten, die nicht erkannt oder nicht richtig behandelt worden sind. Passen sich die Gesichtsmuskeln einer Veränderung der Zahnstellung nicht an, wird der Druck, der durch die falsche Muskeltätigkeit ausgeübt wird, einen Rückfall in schlechte Bißverhältnisse verursachen. Dies trifft auf alle Gebiete der Zahnheilkunde zu, die mit der Okklusion, also mit der Art, in der die Zähne aufeinandertreffen, zu tun haben. Dazu kommt, daß bei schwachen Gesichtsmuskeln mit sehr großer Wahrscheinlichkeit ein damit zusammenhängendes Sprachproblem besteht. Bei Personen, die eine Zahnprothese tragen, wird eine Gesichtsmuskelschwäche und ein anormales Schluckverhalten mit großer Wahrscheinlichkeit zu beträchtlichen Schwierigkeiten führen, zumindest jedoch zu Unbequemlichkeiten beim Tragen von totalen oder Teilprothesen.

Ein Mensch schluckt im wachen Zustand zweimal und im Schlaf einmal in der Minute. Bei jedem Schluckvorgang wirkt eine Kraft zwischen etwas weniger als 1 kg und 3 kg irgendwo innerhalb des Mundes oder gegen die Zähne. Nehmen wir also durchschnittlich 2 kg pro Schluckvorgang an, wird in 24 Stunden durchschnittlich ein Druck von 4000 kg gegen die Zähne ausgeübt. Daß die Zähne diesem Druck standhalten, ist einem Wunder von Anpassung und Konstruktion zu verdanken. Ist dieser Druck der Gesichtsmuskeln jedoch fehlgeleitet, kann sich daraus eine Fehlstellung der Zähne entwickeln.

Wir haben festgestellt, daß in Fällen, in denen nach kieferorthopädischer Behandlung Rezidive auftraten oder in denen Sprechschwierigkeiten nicht korrigiert wurden oder bei Schwierigkeiten nach zahnärztlich-prothetischer Behandlung oder bei wiederhol-

ter Entwicklung von Zahnfehlstellungen überall eine gestörte Gesichtsmuskelbalance ein Generalnenner war, der zu dem Problem beigetragen hatte.
Um überhaupt völlig zu verstehen, worum es hier geht, müssen wir wissen, daß die Myofunktionstherapie, die die Gesichtsmuskelschwäche beheben soll, in enger Beziehung zur Zahnmedizin, zur Allgemeinmedizin und zur Sprachpathologie steht. Diese Wechselbeziehung beginnt schon mit dem Wachstum und der Entwicklung. Ich nehme an, man könnte sie noch als in das Gebiet der Kinderheilkunde gehörend betrachten. Der Kinderarzt muß sich darüber im klaren sein, welche Probleme entstehen können, wenn das Kind schwache Gesichtsmuskeln und ein anormales Schluckverhalten hat.
Diese Periode, in der das Gesicht des Kindes wächst und sich entwickelt, kann mit ›Wachstumsperiode‹ bezeichnet werden. Während dieser Periode kann eine Myofunktionstherapie der guten Entwicklung des kindlichen Gesichts förderlich sein, weil sie die Folgen von schädlichen Gewohnheiten wie Daumenlutschen, Fingerlutschen, Lippensaugen, Nagelbeißen, Gegenständebeißen, Schnullersaugen etc. behebt.
Zum zweiten kann die Myofunktionstherapie während der Wachstumsperiode des Kindes zur Entwicklung einer normal verlaufenden Richtungskraft der Gesichtsmuskeln beitragen.
Das dritte Gebiet, für das die Myofunktionstherapie während der Wachstumsperiode zuständig ist, sind die im Kauorgan skelettal bedingten Probleme. Diese werden in einem anderen Kapitel dieses Buches behandelt. In dem Maße, in dem in diesen Fällen das Skelett des Kindes in einem abnormen Verhältnis wächst, entsteht eine abnorme Kraft, die wiederum zu einer falschen Gesichtsmuskelfunktion führt. Wenn die Zunge während dieser Wachstumsperiode gegen die Zähne drückt, kann dies eine schlimmere Deformierung des Gebisses verursachen, als dies bei abnormem Wachstum der Fall wäre.
Die vierte Einwirkung der Myofunktionstherapie während der Wachstumsperiode besteht darin, daß die normalen Kräfte der Gesichtsmuskeln als Entwicklungsfaktoren genützt werden. Dies bedeutet, daß die Muskeln, insbesondere die Zungenmuskeln, sofern sie richtig plaziert sind, einen positiven Effekt auf die Entwicklung des Gesichts ausüben. Mangelnde Stützung des oberen Teiles des Mundes durch die Zunge wird dazu führen, daß dieser Teil einsinkt. Genügende Stützung durch die Zunge wird diesem Teil des Gesichtes zu normalem Wachstum verhelfen.

Die Myofunktionstherapie spielt eine wesentliche Rolle in der Zahnheilkunde. Sie liefert zwei wichtige Beiträge zur Kinderzahnheilkunde. Erstens trägt sie dazu bei, Angewohnheiten wie Daumenlutschen, Fingerlutschen, Nägelbeißen, Lippensaugen, Schnullersaugen usw. auszuschalten. Der zweite Beitrag besteht darin, die beweglichen und störenden Kräfte der Zunge während des Durchbruchs der Zähne zu eliminieren. Wenn die Zunge ständig die durchbrechenden Zähne stört, wird deren normales Wachstum sehr erschwert. Durch den Druck der Zunge werden die Zähne nach vorne geschoben, denn sie übt eine schiebende Kraft aus. Ein entsprechendes Therapieprogramm wird diese störenden schiebenden Kräfte der Zunge während der Wachstumsperiode ausschalten.

Zum zweiten spielt die Myofunktionstherapie in der Kieferorthopädie eine unmittelbare Rolle. Es ist undenkbar, daß ein Kieferorthopäde sich der Bedeutung einer normalen Gesichtsmuskeltätigkeit für sein Fachgebiet nicht bewußt wäre. Wird durch kieferorthopädische Behandlung die Zahnstellung verändert, ist es von größter Wichtigkeit, daß sich die Gesichtsmuskeln dieser Veränderung anpassen. Andernfalls wird es gewiß zu einem Rezidiv kommen. Deshalb spielt die Myofunktionstherapie in der Kieferorthopädie eine wichtige Rolle, und zwar als Hilfe während der Behandlung und zur Sicherung des Erfolges nach Abschluß der Behandlung.

Auf welche Weise kann nun die Myofunktionstherapie bei der kieferorthopädischen Behandlung helfen?

Zu beginnen ist mit der Ausschaltung aller schädlichen Gewohnheiten. Solange diese bestehen, ist es sinnlos, irgendwelche kieferorthopädischen Behandlungsgeräte im Munde des Kindes anzubringen. Was die kieferorthopädische Behandlung erreichen würde, würde durch die schädlichen Gewohnheiten sofort wieder zunichte gemacht. Dies wird in dem Kapitel »Sind schädliche Gewohnheiten wirklich schädlich?« ausführlich behandelt. Neben der Ausschaltung schädlicher Gewohnheiten ist es bei der kieferorthopädischen Behandlung die Aufgabe der Myofunktionstherapie, eine normale Gesichtsmuskelfunktion zu erreichen, so daß das Gebiß sich normal entwickeln kann.

Während der kieferorthopädischen Behandlung spielt die Myofunktionstherapie ebenfalls eine beachtenswerte Rolle. Verändert der Kieferorthopäde die Stellung der Zähne, ist es Aufgabe des myofunktionell behandelnden Zahnarztes, zur Vermeidung eines Rezidivs ein Therapieprogramm auszuarbeiten, das den Muskeln hilft, sich der neugeschaffenen Zahnstellung anzupassen (*Abb. 7*). Zieht es der Kieferorthopädie vor, zuerst seine Behandlung zu beenden, bevor er eine Myofunktionstherapie anregt, muß der myofunktionell behandelnde Zahnarzt die Gesichtsmuskelfunktion im endgültigen kieferorthopädischen Ergebnis abschätzen, um sicherzugehen, daß sich die Gesichtsmuskeln angepaßt haben. Ist dies nicht der Fall, muß zur Korrektur eine Myofunktionstherapie entworfen werden.

Auch bei der zahnärztlich-prothetischen Behandlung besteht ein Zusammenhang zwischen der gestörten Gesichtsmuskelbalance und deren Behebung mit Hilfe der Myofunktionstherapie. Der Prothetiker versucht, durch seine prothetische Behandlung eine normale Kaufunktion unter Verwendung prothetischer Hilfsmittel zu erreichen. Aufgabe des myofunktionell behandelnden Zahnarztes ist es, gleichzeitig für eine normalere Gesichtsmuskelfunktion zu sorgen. Ist der Prothetiker der Ansicht, daß das Gebiß durch selektives Einschleifen oder andere zahnärztliche Maßnahmen ausgeglichen werden muß, um eine bessere Okklusion zu erreichen, muß der myofunktionell behandelnde Zahnarzt sicherstellen, daß sich die Gesichtsmuskeln dieser Neueinstellung anpassen. Andernfalls wird diese veränderte Zahnstellung nicht von Dauer sein.

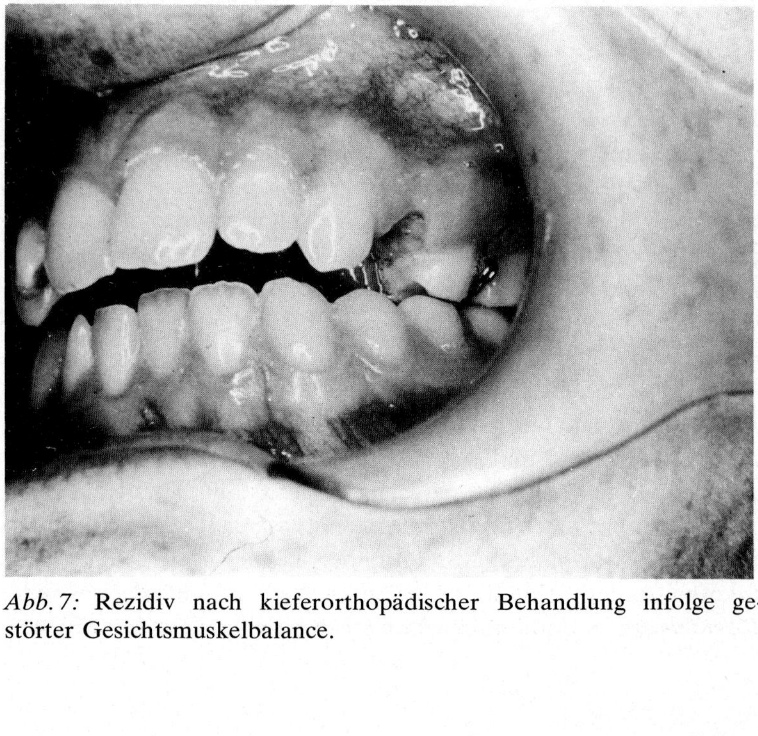

Abb. 7: Rezidiv nach kieferorthopädischer Behandlung infolge gestörter Gesichtsmuskelbalance.

Ist der Zahnarzt gezwungen, den Patienten mit Total- oder Teilprothesen zu versorgen, sind die Gesichtsmuskeln durch Myofunktionstherapie so zu trainieren, daß sie sich dem neuen, durch die prothetische Behandlung bedingten Zustand anpassen. Dieser Aspekt der zahnärztlichen Behandlung ist in einem anderen Teil dieses Buches ausführlich behandelt. Eine Zahnprothese ist nicht mit natürlichen Zähnen zu vergleichen. Sie ist nicht wie diese verwurzelt, sondern in einem System von Gesichtsmuskeln verankert. Sind die Gesichtsmuskeln außer Balance, ist zu befürchten, daß dem Patienten ein bequemes Tragen der Prothese unmöglich sein wird. (*Abb. 8*).
Auch bei der Wiederherstellung von Zähnen mittels Kronen oder durch prothetische Behandlung mittels festsitzender Brücken kann die Myofunktionstherapie eine Hilfe sein. Aufgabe des myofunktionell behandelnden Zahnarztes ist es sicherzustellen, daß sich die Gesichtsmuskeln auch in diesen Fällen normal anpassen. Passen sich die Muskeln nicht an, können Gesichtsschmerzen und andere Beschwerden entstehen.
Ein weiteres Behandlungsgebiet, mit dem die Myofunktionstherapie in Zusammenhang steht, ist die Parodontologie. Diese befaßt sich mit dem empfindlichen Gewebe des Zahnfleisches. Mit Hilfe der Myofunktionstherapie können bei der Behandlung von

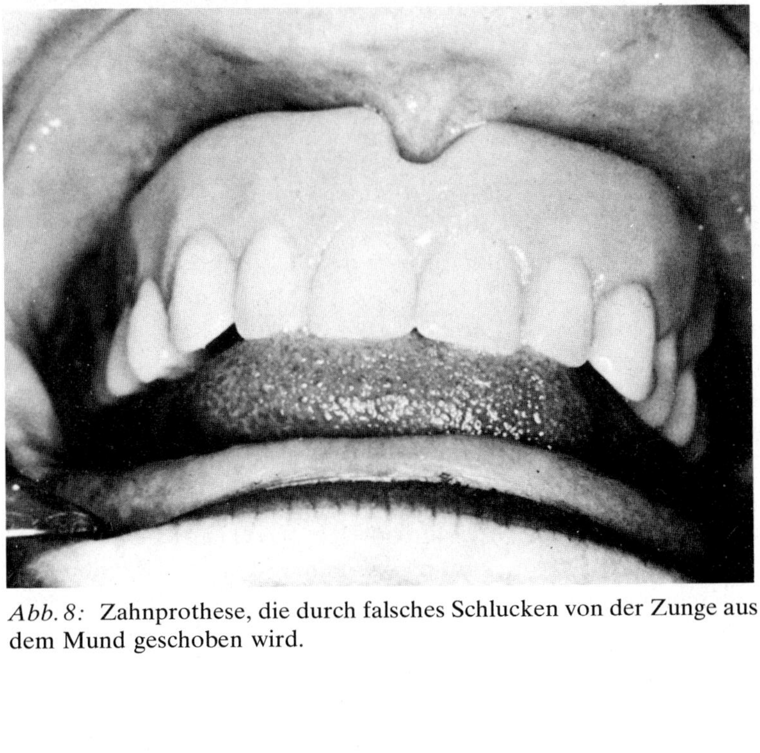

Abb. 8: Zahnprothese, die durch falsches Schlucken von der Zunge aus dem Mund geschoben wird.

Parodontopathien jene Schädigungen ausgeschaltet werden, die möglicherweise von den Muskeln des Kauapparates durch ständiges Reiben, Knirschen und Pressen am Zahnfleisch hervorgerufen werden.
Die zweite Aufgabe der Myofunktionstherapie auf dem Gebiet der Parodontologie ist es, einen abnormen Druck der Gesichtsmuskeln gegen die Zähne selbst auszuschalten.
Eine Myofunktionstherapie ist auch dort angezeigt, wo der behandelnde Zahnarzt versucht, die Zähne durch Einstellung in die Normalokklusion zu retten. In diesem Fall ist eine normalere Gesichtsmuskelfunktion zu schaffen, die der veränderten Zahnstellung angepaßt ist.
Schließlich befaßt sich der myofunktionell behandelnde Zahnarzt mit einem immer häufiger auftretenden Problem: ernsthaften Schmerzen im Gesicht, die von den Muskeln herrühren. Diese Patienten sind oft bei Zahnärzten anzutreffen, die sich intensiv mit der Behandlung der Parodontopathien beschäftigen. Es ergibt sich die Aufgabe, eine ausgeglichenere Gesichtsmuskelfunktion einzurichten, um unnötige Muskelanspannung während des Sprechens, Kauens und Schluckens zu vermeiden. Gestörte Gesichtsmuskelbalance und ein anormales Schluckverhalten sind zusätzlich Faktoren, die zu Muskelschmerzen im Gesicht beitragen.
In den Vereinigten Staaten von Amerika ist oft gesagt worden, die Praxis des Parodontologen sei der ›Abfalleimer der Zahnheilkunde‹. Dies soll heißen, daß der Patient meist als letzten Versuch, nachdem alle anderen Zahnmediziner ihm nicht helfen konnten, den Parodontologen aufsucht. Daher muß der Parodontologe alle Aspekte in seine Behandlungspläne einbeziehen, die zur Korrektur des Problems beitragen können. Die Myofunktionstherapie spielt in diesem Gesamtbehandlungsplan eine wichtige Rolle.
Auch in der Allgemeinmedizin ist die Myofunktionstherapie von Bedeutung. Wenn ein Mensch falsch schluckt, so schluckt er mit positivem Luftdruck. Dies kann zu einem Zustand führen, der Aerophagie oder Luftschlucken genannt wird. Luftschlucken kann nicht allein durch Verabreichen von Medikamenten geheilt werden. Durch Anwendung einer Myofunktionstherapie gegen falsches Schlucken muß ein normaleres Schluckverhalten erreicht und damit das Problem gelöst werden.
Auch ›Globus hystericus‹ kann durch gestörte Gesichtsmuskelbalance entstehen. Globus hystericus nennt man das Gefühl, einen Klumpen im Hals zu haben. Dieses Gefühl wird durch die übermäßige Anspannung einiger Schluckmuskeln in hinteren Bereich

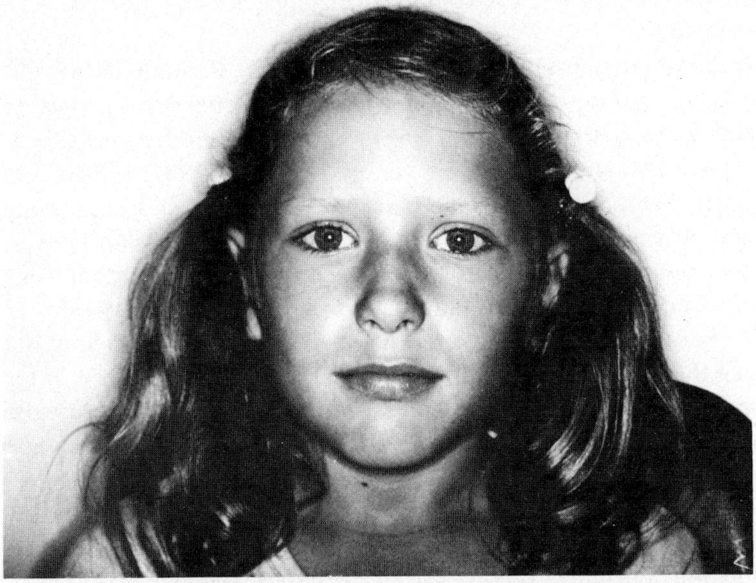

Abb. 9: Gute Gesichtssymmetrie aufgrund richtiger Gesichtsmuskelbalance.

der Kehle hervorgerufen. Die medizinische Behandlung für dieses Symptom ist häufig das Verschreiben von Beruhigungsmitteln. Die Behandlung, die der myofunktionell behandelnde Zahnarzt in diesem Falle anwendet, ist eine Therapie, die das Schluckverhalten ändert um, den Druck von den rückwärtigen Schluckmuskeln zu nehmen und die Muskeln so vom Streß zu befreien. Es scheint offensichtlich, daß diese Art der Behandlung erfolgreicher ist. Wir haben im ›Institute for Myofunctional Therapy‹ verschiedene Fälle von ›Globus hystericus‹ erfolgreich behandelt. Drei Jahre nach Beendigung der Behandlung berichteten Patienten, sie hätten keinerlei Symptome mehr gehabt.
Schließlich kommt in der ärztlichen Praxis des öfteren das ›Zungenbrennen-Syndrom‹ vor. Bei diesem Symptom scheint die Zunge fortwährend gereizt zu sein. Dies kann auf verschiedene Ursachen zurückgeführt werden: Vitaminmangel, Diabetes, Verletzung des Zungengewebes oder ein falsches Schluckverhalten. Ist eine andere Ursache ausgeschlossen, kann das Zungenbrennen durch ständiges Reiben der Zunge gegen die Zähne während des Schluckens entstanden sein. Wird diese Diagnose bestätigt, ist es die Aufgabe des myofunktionell behandelnden Zahnarztes, die gestörte Gesichtsmuskelbalance und das anormale Schlucken zu

korrigieren, um so diese ständige Reizung des Zungengewebes zu vermeiden.
Ist das ›Zungenbrennen-Syndrom‹ also keine Krankheitserscheinung, die auf die obengenannten Ursachen zurückgeführt werden muß, kann diese nicht durch eine medikamentöse Therapie gebessert werden. Hier hilft nur ein verändertes Verhalten beim Kauen, Essen, Schlucken und Sprechen. Die Ursache der Erkrankung muß ausgeschaltet werden, um eine Heilung zu erzielen.
Auch in der Sprachpathologie spielt die Myofunktionstherapie infolge der Notwendigkeit einer guten Gesichtsmuskelfunktion für die Formung von Mundlauten eine wichtige Rolle. Arbeiten die Gesichtsmuskeln nicht normal, können sie nicht in der für gutes Sprechen benötigten Schnelligkeit funktionieren. Deshalb ist die Myofunktionstherapie ein wesentlicher Teil der Sprachpathologie und der Behandlung von Sprachstörungen.
Worum geht es bei alldem? Es geht darum, daß das Kauorgan richtig funktioniert. Ohne die normale Tätigkeit der Gesichtsmuskeln und ohne normales Schluckverhalten ist dies jedoch nicht möglich. Irgendwo in Ihrem Kauorgan wird es sonst zu Unbehagen und Fehlfunktionen kommen, es ist nur die Frage, wann, wo und wie sich diese zeigen werden.
Es ist nicht genug, nur die Symptome eines Problems zu behandeln, nicht aber dessen Ursachen. Der Erwachsene, der eine prothetische Behandlung benötigt, weil er seine Zähne aufgrund einer schlechten, unkorrigierbaren Zahn-zu-Zahnstellung verloren hat, litt möglicherweise an gestörter Gesichtsmuskelbalance und einem anormalen Schluckverhalten. Das Gesichtsmuskelproblem, das wahrscheinlich von Kindheit an existierte, hat ganz gewiß zu dem Zahnverlust beigetragen. Wären diese verursachenden Faktoren rechtzeitig ausgeschaltet worden, wäre die prothetische Behandlung möglicherweise niemals notwendig geworden. Ein kombiniertes Programm von Gesichtsmuskeltherapie und vorbeugender zahnärztlicher Behandlung hätte den Verlust von natürlichen Zähnen verhüten können.
Es geht also bei alldem um die Person und deren Wohlbefinden, und das ist wichtig!

3

Gibt es einen Unterschied zwischen richtigem und falschem Schlucken?

Während der vergangenen 15 Jahre hörte ich von so vielen Menschen: »Ich habe nie gewußt, daß ich falsch schluckte. Von so etwas habe ich noch nie gehört, es ist kaum zu glauben!« Diese Bemerkung mag ein gutes Beispiel dafür sein, wie Menschen Bedingungen semantisch akzeptieren. Sie beziehen sich auf Dinge, die sie gehört oder gesehen haben. Wird also etwas oft genug wiederholt und an verschiedenen Orten gesehen, wird es bald eine ›Wahrheit‹ und sprachlich als Tatsache akzeptiert. Ein gutes Beispiel für diese sprachliche Annahme ist die Verwendung der Bezeichnung ›Blinddarmentzündung‹ oder ›Blinddarmoperation‹. Wird dieser Ausdruck benützt, nimmt nahezu jeder an, genau zu wissen, was mit der Person geschehen ist, die die Blinddarmoperation hatte, denn alle haben schon von so vielen Menschen gehört, die eine Blinddarmoperation hatten. Würde jedoch jemand fragen, was eigentlich genau während einer Blinddarmoperation geschieht, würde bald klarwerden, daß diesen Menschen sehr wenig über die chirurgische Behandlung bekannt ist. Wenn also der Arzt sagt: »Ich denke, Sie haben einen entzündeten Blinddarm und wir müssen ihn operieren«, akzeptieren wir das als etwas Notwendiges, denn wir haben schon so oft darüber gehört. Sagt jedoch dagegen jemand zu uns: »Sie schlucken nicht richtig und das beeinflußt Ihr Sprechen, Ihre Zähne und Ihre allgemeine Gesundheit«, neigen wir dazu, diesen Gedanken zurückzuweisen, weil wir ihn sprachlich nicht akzeptieren, d.h. wir können diesen Worten keinen eigentlichen Sinn entnehmen. In Wirklichkeit sehen wir nur, was wir wissen. Ist also nichts über das Problem der Gesichtsmuskeln bekannt, ist weder zu sehen noch zu verstehen, wie wichtig die Korrektur einer gestörten Gesichtsmuskelbalance ist.

Dieses Kapitel behandelt zunächst die Bedeutung des richtigen Schluckverhaltens, den durch falsches Schlucken entstehenden Schaden und schließlich den Beitrag, den die Gesichtsmuskeln zur allgemeinen Gesundheit des Kauorgans und des ganzen Körpers leisten.

Um zu verstehen, was falsch ist, ist es wichtig, zuerst zu erkennen, was richtig ist. Daher wollen wir zunächst das richtige Schluckverhalten betrachten.
Beim richtigen Schlucken hebt sich die Zungenspitze an den vorderen Teil des Gaumens, direkt hinter die oberen Frontzähne. Der mittlere Teil der Zunge hebt sich zum hohen Gaumen und der rückwärtige Teil der Zunge drückt in einem Winkel von 45° nach hinten. Dabei ist der ganze Druck der Zunge gegen den Teil des Mundes gerichtet, der entwickelt ist, diesem Druck standzuhalten, nämlich den harten knochigen oberen Teil des Mundes, genannt harter Gaumen. Gleichzeitig drücken sich die Lippen nach innen gegen die oberen Frontzähne und die Muskeln der Wangen drükken nach innen gegen die Backenzähne. *Beim richtigen Schlucken wirkt also gleichzeitig die Kraft der Wangenmuskeln von außen gegen die Backenzähne, die rückwärts gerichtete Kraft der Lippenmuskeln gegen die Frontzähne und die innere laterale Kraft der Zungenmuskeln gegen den Gaumen (Abb. 10).*
Beim *falschen Schlucken* drückt die Zungenspitze gegen oder zwischen die Frontzähne (in einigen Fällen auch gegen die Backenzähne). Der mittlere Teil der Zunge sinkt nach unten und der rückwärtige Teil der Zunge hebt sich zum Gaumen. Somit richtet sich der ganze Zungendruck beim Schlucken mehr gegen die Zähne als gegen den Gaumen. Die Zunge stößt nach vorne gegen die Zähne und nicht, wie es richtig wäre, in einer aufwärts und

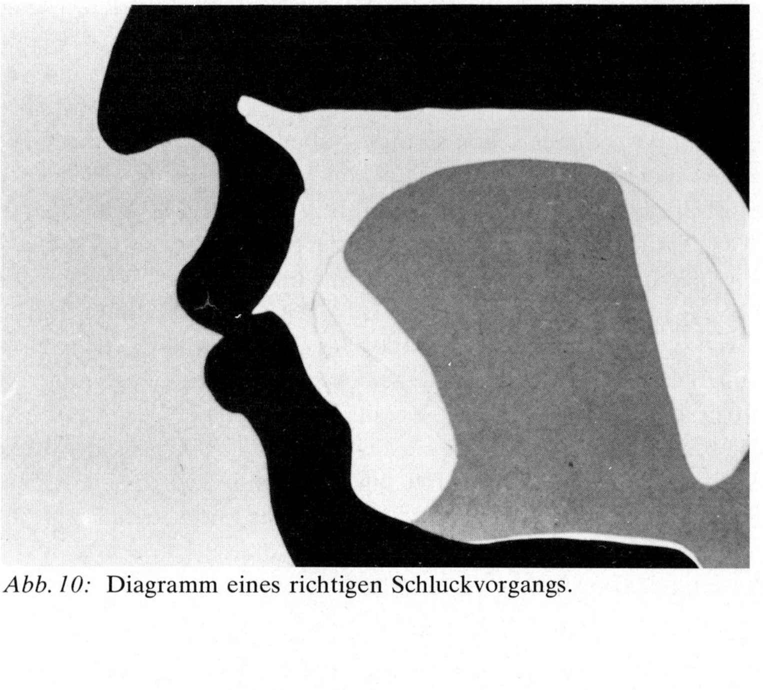

Abb. 10: Diagramm eines richtigen Schluckvorgangs.

rückwärts gerichteten Bewegung gegen den Gaumen (*Abb. 11*). Bei schwachen Lippenmuskeln genügt zudem die nach rückwärts gegen die Frontzähne gerichtete Kraft nicht, dem Druck der Zunge gegen die Zähne entgegenzuwirken.
Ferner besteht bei zu schwachen Wangenmuskeln ein ungenügender seitlicher Druck gegen die Backenzähne.
Bei abweichendem Schluckverhalten ist die ganze Kraft der Zunge gegen die Zähne gerichtet. Die Kräfte der Lippen- und Wangenmuskeln sind zu schwach, um im Gegendruck ihre Funktion als Haltekräfte für die Zähne richtig auszuüben.
Die Frage ist angebracht: »Welche unterschiedlichen Folgen entstehen, wenn man richtig oder falsch schluckt?« Die Antwort ist offensichtlich. Experten haben festgestellt, daß der Mensch im wachen Zustand zweimal pro Minute schluckt und während des Schlafes einmal pro Minute. Und das Tag für Tag. Das bedeutet also, daß ein Mensch während einer Periode von 24 Stunden durchschnittlich 2000 mal schluckt und dabei für die Dauer von $^1/_{10}$ bis $^1/_5$ Sekunde im Munde einen Druck von ca. 1 bis 3 kg ausübt. Nimmt man also einen Mittelwert von 2 kg und multipliziert ihn mit 2000, so ist das Ergebnis 4000 kg (oder 4 t). Dieser Druck wird während einer Periode von 24 Stunden mit Unterbrechungen gegen die Zähne oder zwischen die Zähne ausgeübt. Das bedeutet, daß täglich ein gewaltiger Druck durch die Gesichts- und die Zungenmuskeln erzeugt wird. Dieser Druck hat größten Einfluß auf

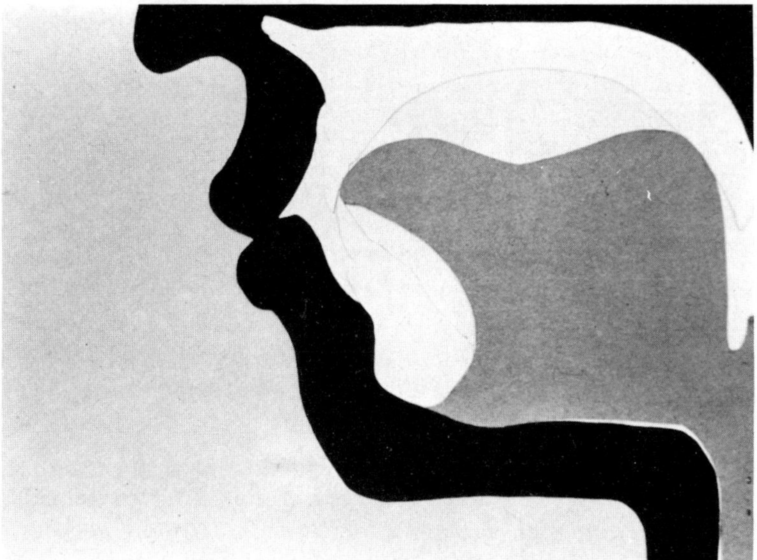

Abb. 11: Diagramm eines falschen Schluckvorgangs.

die Art, wie die Zähne durchbrechen, wie sie nach zahnärztlicher Behandlung erhalten bleiben und auf die Art, wie wir sprechen und wie wir uns fühlen.
Bei richtigem Schluckverhalten werden die Speisen mit negativem intraoralem Druck geschluckt. Die Speisen gleiten einfach über die Zunge hinunter in den Verdauungstrakt, durch dessen Tätigkeit sie automatisch aufgenommen und in den Magen weitergeleitet werden. Dieser Vorgang kann sich bei falschem Schlucken ändern und zu pathologischen Folgen führen.
Erste Überlegung: Wie wirkt sich normales Schlucken auf das Durchbrechen der Zähne aus? In dem Kapitel ›Worum geht es?‹ wird dargelegt, wie während der Entwicklungsjahre des Kindes und auch später, wenn es seine volle Größe erreicht hat, die Muskeln eine kontinuierliche Kraft gegen und zwischen die Zähne ausüben. Werden diese Kräfte durch die Muskeln falsch verteilt, ist es offensichtlich, daß daraus eine Fehlentwicklung des Gebisses entstehen kann.
Dieses Phänomen wurde von vielen Autoritäten beobachtet. Dr. Clifford *Whitman* von der Columbia University Dental School legt im *American Journal of Orthodontics* Heft 37, 1951, Seite 647, folgendes dar:

»Es ist ein häufiger Fehler, bei der kieferorthopädischen Behandlung die individuellen Gewohnheiten und Eigenheiten beim Gebrauch der Muskeln zu übersehen. Unser erster Gedanke ist: ›Welche kieferorthopädischen Behandlungsgeräte soll ich für diesen besonderen Patienten verwenden?‹. Wir sollten besser denken: ›Warum hat dieser Patient eine Behandlung nötig?‹. Wir neigen zu übereilten Entschlüssen. Ich stimme völlig damit überein, daß in vielen Fällen eine kieferorthopädische Behandlung die einzige Lösung ist.
Wir können jedoch die Sache für uns und unsere Patienten vereinfachen, wenn wir Zeit, Mühe und Geduld aufwenden, um herauszufinden, ob eine schädliche Gewohnheit ein möglicher Faktor bei der Entwicklung der Malokklusion war oder ist. Ist dies der Fall, müssen wir überlegen, wie wir die schädlichen Gewohnheiten durch unschädliche vertreiben können.«

Dr. Charles *Tweed*, ein anderer hervorragender Kieferorthopäde, stellt in der Januarausgabe 1970 der *Practical Orthodontics* fest:

»Nach meiner Meinung ist es eine absolute Notwendigkeit der Kie-

ferorthopädie, die orofazialen Muskeln zu stabilisieren; denn wenn anormale Zungen-, Saug- und Schluckgewohnheiten nicht vor der kieferorthopädischen Behandlung korrigiert werden, kann das Gesicht sich nicht so normal und gut entwickeln, wie es nach der Korrektur dieser Gewohnheiten der Fall wäre.«

Dr. P. R. *Begg* sagt in seinem bekannten Buch über Kieferorthopädie:

»Das Stoßen der Zunge führt nach der aktiven Behandlung zu einer instabilen Stellung der Frontzähne. In einigen Fällen dieses Typs bewegen sich alle oberen Zähne mit zunehmendem Alter weiter nach außen.«

Dr. *Begg* stellt im Grunde genommen fest, daß die Möglichkeit besteht, für das ganze spätere Leben gelockerte Zähne zu haben, wenn die Zähne von falsch einwirkenden Gesichtsmuskeln beeinflußt werden.

Dr. *Dougherty* schreibt in *Dental Clinics of North America*:

»Die Wichtigkeit der Mund- und Gesichtsmuskulatur für die Stabilität einer Okklusion kann nicht genug betont werden. Jede zahnärztliche Behandlung, die die Wirkung des muskulären Gleichgewichts nicht in Betracht zieht, ist zum Scheitern verurteilt.«

Dr. John Holly *Rogers* schreibt in einem Artikel der Septemberausgabe 1961 des *American Journal of Orthodontics*, Seite 678–688, folgendes:

»Obwohl es unter Kieferorthopäden große Meinungsverschiedenheiten gibt, soweit es Technik und Methode der Behandlung betrifft, herrscht eine beinahe weltweite Übereinstimmung über die Schwierigkeit, den Erfolg der Behandlung eines offenen Bisses aufrechtzuerhalten. Nachdem die Zungenbewegungen eine solch wichtige Rolle sowohl bei der Verursachung von anterioren und posterioren offenen Bissen, als auch bei ihrer Neubildung nach der Behandlung spielen, ist es sehr wichtig, die Häufigkeit von Schluckabnormitäten zu untersuchen.«

Es gibt viele andere Hinweise in der medizinischen, zahnmedizinischen und sprachtherapeutischen Literatur (einschließlich der des Autors in den beiden von ihm veröffentlichten Büchern), die die Wichtigkeit der Gesichtsmuskeln während des Wachstums und der Entwicklung des Kindes darstellen.

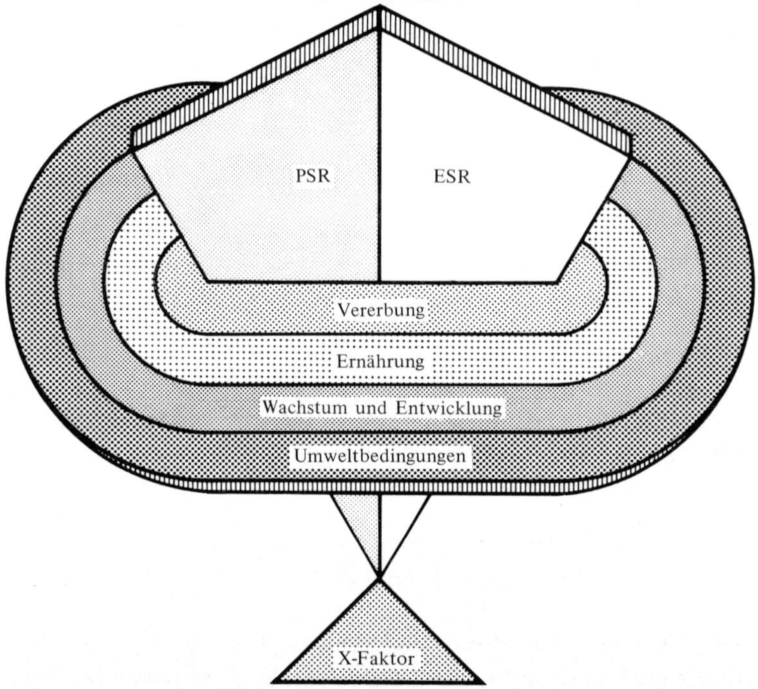

Abb. 12: Die Tabelle zeigt die Beziehung zwischen psychischem und physischem Streßwiderstand (s. auch Seite 80).

Es muß jedoch bemerkt werden, daß Wissenschaftler und Praktiker sich früher nicht der ganzen Bedeutung dieses Problems bewußt waren. Die medizinische und zahnmedizinische Ganzheitsmethode war nötig, um den Kern des Problems zu treffen. Der Mensch wurde nicht länger als mechanischer Automat angesehen. Es wurde im Rahmen dieser Erkenntnisse nicht länger als normal betrachtet, nur dann an die Zahn- und Munderkrankungen zu denken, wenn etwas damit nicht in Ordnung war. Das war die herkömmliche Art zahnärztlicher Behandlung. Der Fortschritt in der Forschung, größeres Wissen und bessere Behandlungsmethoden führen jetzt auch zu besseren Ergebnissen.
Der nach der Ganzheitsmethode praktizierende Arzt und Zahnarzt beurteilt und berät nach umfangreichen Gesichtspunkten. Er erkundigt sich nach den Ernährungsgewohnheiten und erteilt hierzu Ratschläge. Er entwickelt Übungsprogramme und Entspannungstherapien. Er analysiert, wie das orofaziale System im Kauorgan funktioniert.

Es genügt nicht, nur darauf zu achten, wie der Patient schluckt, wenn die Muskeln aktiviert werden. Der Praktiker muß die ganze Person betrachten. Er muß erkennen, daß mit dem Zahn ein ganzes menschliches Wesen zusammenhängt. Diese holistische Philosophie läßt vergegenwärtigen, daß die Funktionen der Gesichtsmuskeln zu zwei spezifischen Faktoren in Beziehung stehen:

1. Der Widerstandfähigkeit des Individuums gegen physischen Stress.
2. Der Widerstandfähigkeit des Individuums gegen psychischen Stress.

Tatsächlich ist daraus der Schluß zu ziehen, daß diese zwei Fähigkeiten durch vier bestimmte Faktoren beeinflußt werden:

1. Vererbung
2. Wachstum und Entwicklung des Gesichtskomplexes
3. Ernährung
4. Die physische Umgebung, in der der Patient lebt.

Diese vier Faktoren werden im weiteren Verlauf dieses Buches diskutiert *(Abb. 12)*.

Somit hat die Art des Schluckens einen deutlichen Effekt auf die Gesundheit der Zähne und des Körpers, auf die Art des Sprechens und, was das Wichtigste ist, auf die Art, wie der Mensch sich fühlt.

4

Wie entwickelt sich das Problem?

Diese Fragen werden immer wieder gestellt: »Wie entwickelt sich dieses Problem der gestörten Gesichtsmuskelbalance und der schlechten Zahnstellung? Ist es der Fehler meines Kindes? Ist es mein Fehler? Ist das ein allgemeines Problem? Ich habe noch nie davon gehört. Wie kommt es denn dazu?«

Hier die Antwort auf diese Fragen: Erstens, das Kind hat keine Schuld daran. Auch die Eltern tragen keine Schuld. Letztlich ist es ein allgemeines Problem. Tatsächlich haben 75% jener Menschen, die an schlechter Zahnstellung leiden, eine gestörte Gesichtsmuskelbalance und ein anormales Schluckverhalten. Man kann also wirklich sagen, daß es sich um ein allgemeines Problem handelt.

Schließlich die Frage, wie sich das Problem entwickelt. Es gibt zwei Hauptgründe für die Entwicklung von gestörter Gesichtsmuskelbalance und falschem Schluckverhalten. Der erste Grund ist ein physiologischer. Physiologische Ursachen entwickeln sich als Ergebnis einer Verletzung bei der Geburt, eines Erbfaktors, einer anormalen Skelettentwicklung, gestörter endokriner Balance, einer falsch entwickelten Gesichtsform oder aus irgendeinem anderen Grund, aus dem der Patient physisch gestört ist.

Der zweite Grund ist iatrogen bedingt. Iatrogene Fälle sind jene, die nicht auf Verletzungen, Krankheit oder schlechter körperlicher Entwicklung beruhen. Die häufigsten iatrogenen Fälle werden durch schlechte Pflege, Anwendung falscher Medikamente, falsche oder mangelhaft ausgeführte zahnärztliche Behandlung, unrichtige ärztliche Behandlung oder falsche Ernährung hervorgerufen.

Die folgenden physiologischen Faktoren tragen zu gestörter Gesichtsmuskelbalance und falschem Schlucken bei:

1. Stark vergrößerte Tonsillen und adenoide Wucherungen, da sie sich auf die Gesichtsform auswirken.
2. Wachstumsanomalitäten des Gesichtsskeletts (*Abb. 13*).

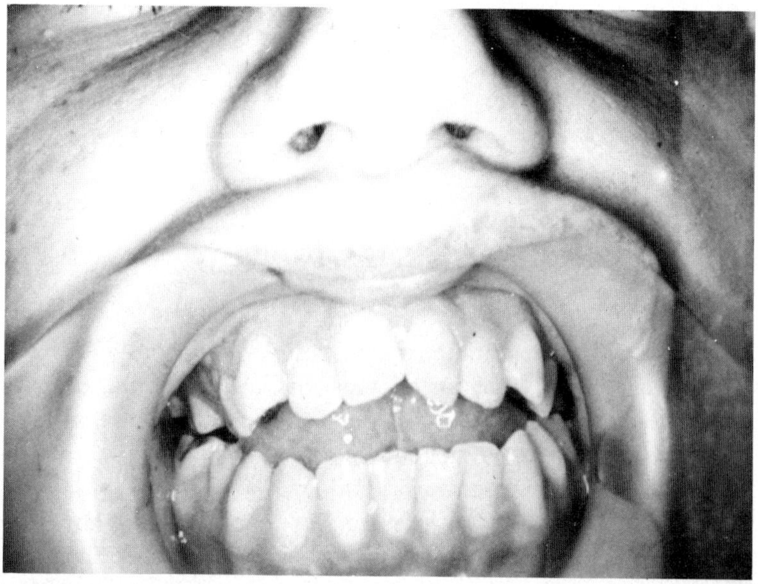

Abb. 13: Skelettales Problem aufgrund anormalen Gesichtswachstums.

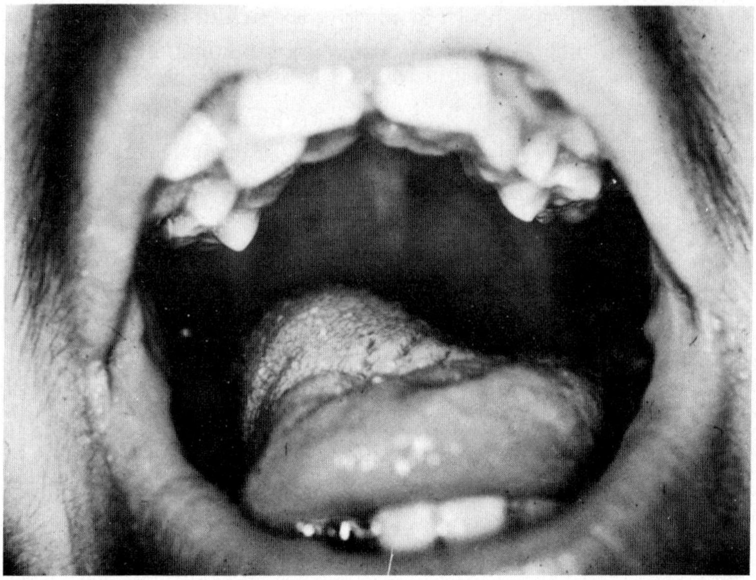

Abb. 14: Dysfunktion des zentralen Nervensystems.

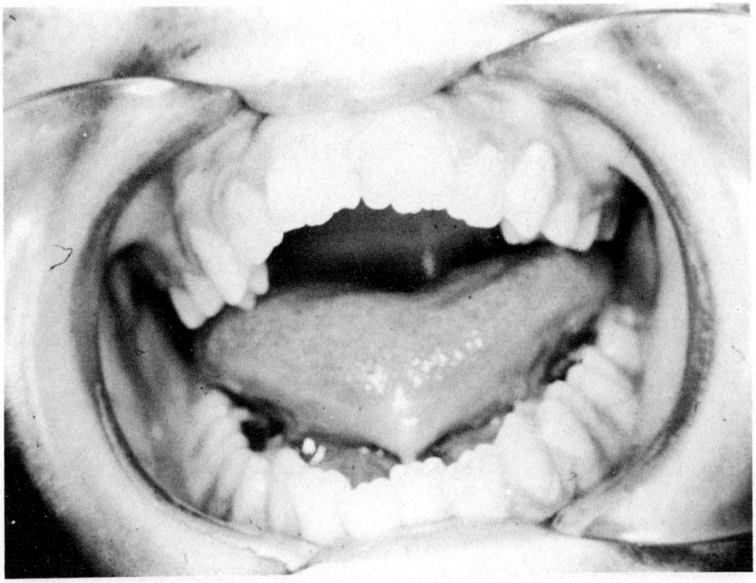

Abb. 15: Ankyloglosson oder Zungenbändchen.

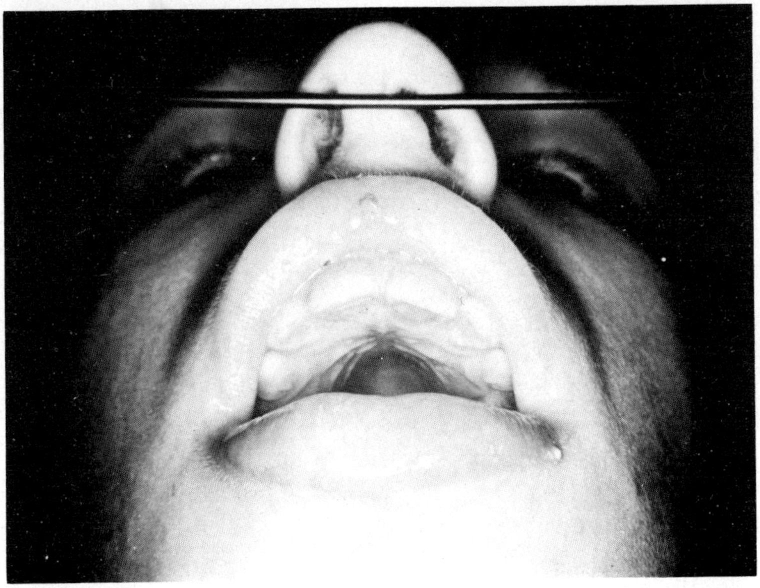

Abb. 16: Schlechte Entwicklung der Zähne und der Gesichtsmuskeln aufgrund zerebraler Lähmung.

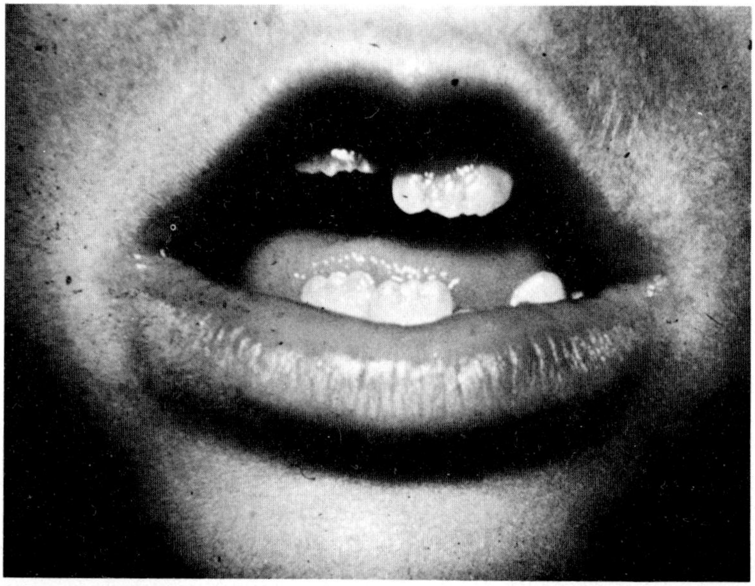

Abb. 17: Mundpartie vor der Myofunktionstherapie.

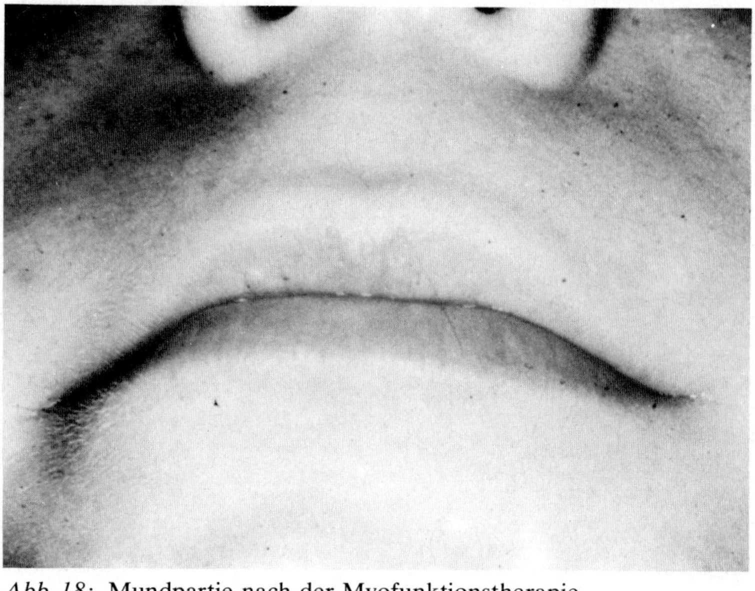

Abb. 18: Mundpartie nach der Myofunktionstherapie.

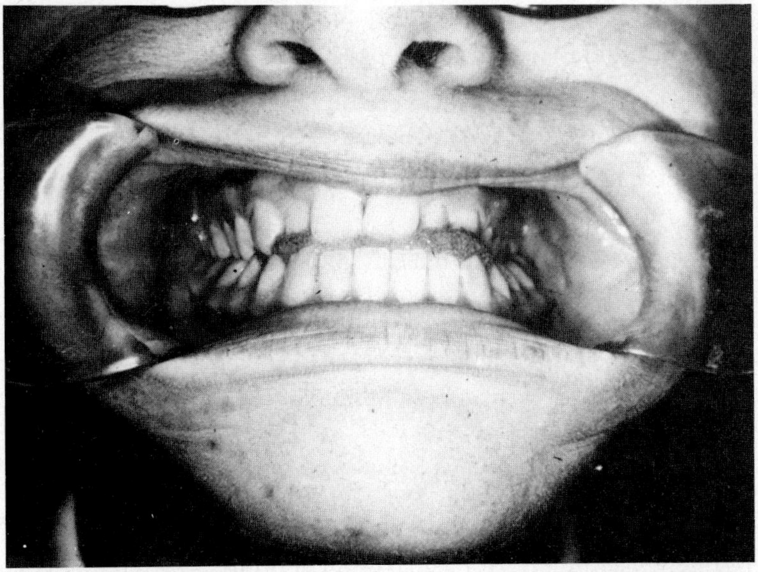

Abb: 19. Skelettale Klasse III infolge anormalen Gesichtswachstums.

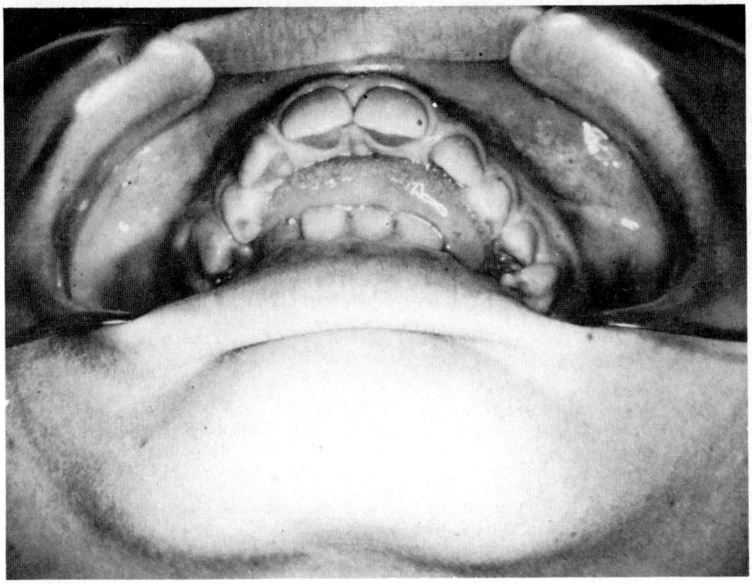

Abb. 20: Skelettal offener Biß infolge anormalen Gesichtswachstums.

3. Fehlfunktionen des zentralen Nervensystems, die die Gesichtsmuskeln beeinträchtigen (*Abb. 14*).
4. Ankyloglosson = Verwachsung des Zungenbändchen mit dem Mundboden (*Abb. 15*)
5. Verletzung oder Krankheit, die den Gesichtsmuskelkomplex angreift.

Besprechung der angeführten physiologischen Faktoren:
Erste Frage: Wie wirken sich stark vergrößerte Tonsillen und adenoide Wucherungen auf die Gesichtsmuskeln aus?
Die Mutter der Patientin Susan *Grant* führte folgendes aus: »Es ist sehr interessant, daß, nachdem Susans Mandeln entfernt worden waren, alles seinen Platz zu finden schien. Sie läßt jetzt ihre Zunge nicht mehr zwischen den Zähnen hervorschauen. Ich bin sehr dankbar, daß Sie mir rieten, den Arzt aufzusuchen und ihre Mandeln entfernen zu lassen. Aber Sie werden sich erinnern, daß der Arzt bei unserem ersten Besuch es nicht nötig fand, die Mandeln und das adenoide Gewebe herauszunehmen. Er tat dies erst, nachdem Sie mit ihm gesprochen hatten. Warum wollte er es zuerst nicht tun und warum hatte es so guten Erfolg? Es war überhaupt keine Therapie nötig.«
Diese Frage war nicht schwer zu beantworten. Bei einem normalen Schluckvorgang befindet sich die Zungenspitze direkt hinter den oberen Frontzähnen, der mittlere Teil der Zunge geht an den höchsten Punkt des Gaumens und der rückwärtige Teil der Zunge drückt sich in einem Winkel von 45° gegen den hinteren Bereich des Rachens. Befindet sich dort stark vergrößertes tonsillares Gewebe, so hindert es den hinteren Teil der Zunge am richtigen Kontakt gegen den rückwärtigen Teil des Rachens. Das Ergebnis ist, daß die Zunge nach vorne geschoben wird. Dies führt zu einer räumlichen Behinderung. Die Zunge kann sich beim Schlucken einfach nicht in den verbleibenden Raum einpassen.
Wird also das störende Gewebe entfernt, wird der Hauptgrund der Schluckbehinderung ausgeschaltet. Die Muskeln werden versuchen, sich dem neugeschaffenen Raum anzupassen. Kommt diese Anpassung zustande, so ist die Schwierigkeit behoben.
Viele Ärzte wissen nicht, auf welche Weise die Gesichtsmuskeln bei einem korrekten Schluckvorgang funktionieren. Sie befassen sich deshalb auch nicht mit der Beziehung von Tonsillen und Adenoiden zum korrekten Schluckvorgang und dessen Bedeutung für die Gesundheit des Kauorgans. Bei zahlreichen Krankheiten betrachten die Ärzte das tonsillare Gewebe als einen Schutz, durch

den gewisse Krankheiten abgefangen werden. So entfernen sie ungern die Tonsillen, wenn es nicht unbedingt notwendig ist. Dies ist gerechtfertigt.

Jedoch der Zahnarzt und besonders der myofunktionell behandelnde Zahnarzt befaßt sich mit der Funktion der Gesichtsmuskeln. Diese können in einem eingeschränkten Raum nicht funktionieren. Deshalb ist eine Beratung zwischen Arzt und myofunktionell behandelndem Zahnarzt notwendig, um zu einem richtigen Entschluß zu kommen, ob die Entfernung des stark vergrößerten tonsillaren und adenoiden Gewebes erforderlich ist.

Zusätzlich zu der Tatsache, daß stark vergrößertes tonsillares Gewebe die Zunge hindert, sich an den richtigen Platz zu bewegen, um richtiges Schlucken zu bewirken, kann das vergrößerte adenoide Gewebe zur Folge haben, daß der Patient gewohnheitsmäßig mit offenem Mund atmet. Mundatmung ist ein diagnostisches Symptom für schlechte Gesichtsmuskelfunktion.

Skelettale Anomalitäten sind der zweite physiologisch verursachende Faktor bei schlechter Gesichtsmuskelfunktion und anormalem Schluckverhalten. Es gibt bestimmte körperliche Charakteristika, die sich in Familien vererben. Eines davon ist die Tendenz, daß entweder der Oberkiefer zu langsam oder der Unterkiefer zu schnell wächst, was dazu führt, daß der Unterkiefer vorsteht. Fachlich wird dies als Progenie bezeichnet. Diese ist also dadurch charakterisiert, daß der Unterkiefer vor dem Oberkiefer liegt (s. Abb. 13; 19). Die zweite skelettale Anomalität, die vererblich ist, wird als ›skelettal offener Biß‹ bezeichnet (Abb. 13, 19, 20). Bei einem skelettal offenen Biß besteht kein Kontakt zwischen den oberen und den unteren Frontzähnen, während die Backenzähne in Artikulation stehen. Der Grund dafür ist falsches Wachstum und falsche Entwicklung des Ober- und Unterkiefers.

Offensichtlich kann in beiden Fällen, dem vorstehenden Unterkiefer und dem skelettal offenen Biß, die Gesichtsmuskelfunktion nicht normal sein. In diesen Fällen wird die Form des Gebisses die Muskelfunktion bestimmen.

Der dritte physiologisch verursachende Faktor ist eine Verletzung oder Krankheit, die das Zentralnervensystem angreift (s. Abb. 14). Das kann eine Verletzung des Gehirns selbst oder eines Teiles des Nervensystems sein. Der Schaden kann während der Entwicklung des Fötus, während der Geburt oder nach der Geburt eintreten. Die Erkrankung oder Verletzung ist die Ursache dafür, daß die Gesichtsmuskeln nicht richtig arbeiten können. Sie bekommen einfach nicht die richtigen Anreize vom Gehirn bzw. vom Nervensystem. Daraus entsteht entweder das Fehlen einer Funktion oder eine stark gestörte Funktion.

Wie sich das Fehlen der Gesichtsmuskelfunktion auswirkt, ist bei Menschen augenscheinlich, die an der als ›Bell-Phänomen‹ bekannten Krankheit leiden. Wenn die Muskeln von den entsprechenden Nerven nicht die richtige Stimulierung empfangen, werden sie innerhalb kurzer Zeit schwach und funktionieren nicht mehr. Das Gesicht beginnt zu erschlaffen und auch die Art, wie die Zähne aufeinandertreffen, die Okklusion, ändert sich.

Menschen mit zerebraler Lähmung erlitten offenbar bei der Geburt eine Schädigung. Manche Menschen mit zerebraler Lähmung verlieren die Kontrolle über die Gesichtsmuskeln. Das Ergebnis ist Atmen mit offenem Mund, schlechte Okklusion der Zähne, gewohnheitsmäßiges Vorstrecken der Zunge und undeutliches Sprechen.

Menschen, die als geistig behindert betrachtet werden, sei es durch Verletzung oder durch Krankheit *(Abb. 17)* zeigen häufig eine gestörte Gesichtsmuskelbalance und abweichendes Schluckverhalten. Das klassische Symptom, das diese Menschen aufweisen, ist die Tendenz, mit offenem Mund dazusitzen, die Zunge zwischen den Zähnen. Die Frage ist jedenfalls: »Haben sie den Mund offenstehen und die Zunge zwischen den Zähnen liegen, weil ihre Muskeln nicht funktionieren können, oder weil sie schwach sind?«

Das ›Institute for Myofunctional Therapy‹ ist der Ansicht, daß diese geistig behinderten Menschen eher schwache Muskeln haben, als solche, die nicht funktionieren. Therapeuten am ›Institute for Myofunctional Therapy‹ haben mit verschiedenen mongoloiden Kindern, Kindern mit Down's Syndrom und anderen Typen von geistig behinderten Kindern gearbeitet und allgemein festgestellt, daß sie das Aussehen und die Muskelfunktion dieser Kinder durch myofunktionelle Therapie verbessern konnten (Abb. 18). Die Grundursache der schwachen Muskelfunktion ist jedoch physiologischer Natur.

In der heutigen Gesellschaft erleidet eine wachsend große Anzahl von Menschen einen kardiovaskulären Unfall, allgemein als Schlaganfall bekannt.

Hierbei werden das Gehirn und das Nervensystem geschädigt. Diese Schädigung kann sich auch auf die Gesichtsmuskeln auswirken. Das Ergebnis ist schleifendes Sprechen, eine Veränderung der Zahn-zu-Zahnstellung, eine Veränderung der Gesichtszüge und möglicherweise sogar ein völliger Ausfall der Gesichtsmuskelfunktion. Früher hielt man es für angemessen, Menschen mit

Schlaganfall nur soweit zu behandeln, daß man sie wieder gehen und sprechen lehrte, jedoch wurde die Wiedertrainierung der Gesichtsmuskeln unzureichend berücksichtigt. Für die Behandlung dieses physiologisch verursachten Faktors ist die myofunktionelle Therapie eine Notwendigkeit.

Es gibt verschiedene andere Fälle von Dysfunktion des Zentralnervensystems, die eine Wirkung auf die Gesichtsmuskeln haben. Tatsächlich kann jede Störung des die Gesichtsmuskeln versorgenden Nervensystems zu einem Verlust der Muskelfunktion und der Stützung durch die Muskeln führen.

Die vierte physiologische Ursache ist das angewachsene Zungenbändchen (s. Abb. 15), medizinisch Ankyloglosson genannt. Dabei ist die Zunge durch zuviel verbindendes Gewebe mit dem Boden der Mundhöhle verwachsen. Dieses Zuviel an Gewebe erlaubt der Zunge nicht, sich während des Schluckens in ihre normale Stellung gegen den Gaumen zu heben. Somit kann die Zunge nicht in ihrer normalen Rolle als Stütze tätig werden. Eigentlich sollte dieses Zungenbändchen bei einem heranwachsenden Kind überhaupt nicht mehr vorhanden sein. Das verbindende Gewebe hätte unmittelbar nach der Geburt vom Kinderarzt oder vom Gynäkologen durchtrennt werden sollen. Das wird in nahezu jeder Klinik der Welt durchgeführt, vorausgesetzt, daß das anormale Faktum erkannt wird.

Dies ist jedoch häufig erst dann der Fall, wenn ernste Schwierigkeiten auftreten. Wird der Eingriff unmittelbar nach der Geburt durchgeführt, blutet die Wunde kaum. Ist die Zunge gelöst, kann sie ihre Funktion beim Saugen des Kindes und als stützendes Gebilde normal ausüben.

Wie die Gesichtsform durch Verletzung oder Krankheit beeinträchtigt werden kann, zeigt sich am Beispiel einer Person, die einen Unfall erleidet, bei dem auch das Gesicht betroffen ist. Passen sich die Muskeln nach der Gesichtsverletzung nicht wieder an, werden die Zähne plötzlich anfangen, ihre Stellung zu ändern. Die Funktion der Gesichtsmuskeln hat sich der neuen Form nicht angepaßt.

Folgende iatrogene Faktoren tragen zu gestörter Gesichtsmuskelbalance und zu falschem Schluckverhalten bei:

1. Falsche Sauggewohnheiten des Kindes
2. Der Gebrauch von bestimmten Arzneimitteln
3. Schlechte, unvollständige oder falsche zahnärztliche Behandlung

4. Der Einfluß schädlicher Gewohnheiten auf die Zahnstellung
5. Schlechte oder unvollständige ärztliche Behandlung.

Lassen Sie uns jeden der oben angeführten Faktoren erörtern. In welcher Weise wirkt sich die Art, in der das Baby genährt wird, auf die Gesichtsmuskeln aus? Ein Baby soll von Natur aus saugen, nicht trinken. Das Saugen geschieht, indem die Brustwarze der Mutter in den kindlichen Mund genommen wird, um diese gegen den harten Gaumen zu drücken und die Flüssigkeit nach hinten in die Kehle zu zwingen (Abb. 21). Viele der gegenwärtig auf dem Markt befindlichen Flaschensauger üben eine vollkommen gegenteilige Wirkung auf die Gesichtsmuskeln aus.
Die drei Faktoren, die wir in dem Kapitel VIII über die Ernährung des Babies betrachten, die Länge und Flexibilität eines normalen Saugsystems und die Art, wie die Milch herausfließt, werden mißachtet. Das Ergebnis kann eine falsche Entwicklung der Gesichtsmuskeln und eine falsche Zungenbewegung beim Schlucken sein.
Spielt die Art, in der das Baby genährt wird, bei der Entwicklung der Gesichtsmuskeln eine wichtige Rolle? Ja, das ist wirklich der Fall.
Trägt ein Flaschensauger, der der normalen Entwicklung der Gesichtsmuskeln nicht zuträglich ist, zu gestörter Gesichtsmuskelbalance und zu falschem Schlucken bei?
Er tut es tatsächlich.
Beispiel:
Carol, die zehnjährige Tochter von Mrs. *Murrel*, weist eine außerordentlich schlechte Zahnstellung auf. Die Geschichte dieses Falles zeigt, daß Carol als Baby mit einem langen Flaschensauger genährt worden war. Darüber hinaus hat sie diesen Sauger ziemlich lange Zeit behalten. Der Kieferorthopäde und der myofunktionell behandelnde Zahnarzt waren beide der Ansicht, daß dieser lange Sauger für die Fehlstellung der Zähne verantwortlich ist. Mrs. Murrel erwartete ihr viertes Kind und da ihre drei anderen Kinder alle mit gleichartigen Saugern genährt worden waren und alle Zahnfehlstellungen hatten, wurde Mrs. M. empfohlen, für das erwartete Kind einen der Brustwarze anatomisch nachgeformten Sauger zu verwenden. Mrs. M. sah das ein und das vierte Kind wurde mit einem entsprechend der Brustwarze geformten Sauger genährt.
Es ist interessant zu bemerken, daß dieses Kind, daß jetzt neun Jahre alt ist, eine völlig andere Zahnstellung hat als seine Geschwi-

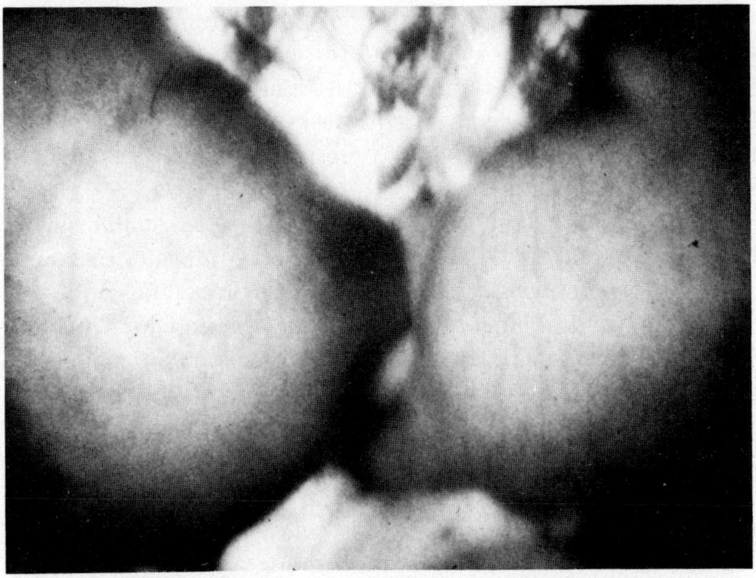

Abb. 21: Baby an der Brust mit normaler Gesichtsmuskelfunktion.

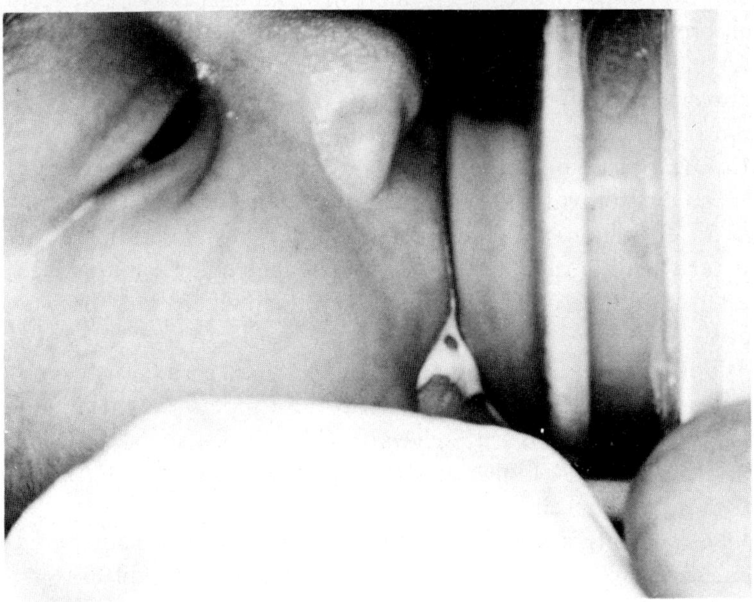

Abb. 22: Baby, an der Flasche saugend, mit anormaler Gesichtsmuskelfunktion.

ster. Karens Zähne stehen in einer viel normaleren Stellung als die der anderen Kinder. Es ist auch interessant zu bemerken, daß sich bei der Untersuchung durch den myofunktionell behandelnden Zahnarzt ergab, daß ihre Gesichtsmuskeln in normalerer Beziehung zueinander stehen, als die Gesichtsmuskeln der anderen Kinder in ihrer Familie.

Die Behauptung zu belegen, daß diese bessere Zahnstellung allein dadurch zustande kam, daß ein brustwarzenkonformer Flaschensauger verwendet wurde, ist im Rahmen des Einzelfalles schwierig. Jedoch die vielen tausend Fälle, die im »Institute for Myofunctional Therapy« behandelt wurden, sind ein überwältigender Beweis dafür, daß die überwiegende Mehrzahl jener Kinder, die mit langen Saugern genährt wurden, eine gestörte Gesichtsmuskulbalance und ein anormales Schluckverhalten haben.

Arzneimittelwirkung

Der zweite iatrogene Faktor ist die unnötige Verabreichung verschiedener Arten von Arzneimitteln. Dies gilt besonders, wenn dem Kind in der Wachstums- und Entwicklungsperiode Arzneien verabreicht werden, die entspannend auf die Gesichtsmuskeln wirken. Auch bei Erwachsenen, die eine Zahnprothese tragen, kann sich dies ungünstig auswirken. Das Ergebnis kann eine falsche Funktion der Gesichtsmuskeln sein.

Mrs. *Miller* ist eine nervöse 52jährige Frau, die von ihrem Zahnarzt an einen myofunktionell behandelnden Zahnarzt empfohlen wurde. Ihre hauptsächlichen Beschwerden bestanden darin, daß sie nach zehnjährigem problemlosem Tragen einer Zahnprothese plötzlich Schwierigkeiten beim Kauen, Schlucken und Sprechen hatte.

Als der myofunktionell behandelnde Zahnarzt ihre Gesichtsmuskeln untersuchte, entdeckte er, daß die Lippen-, Wangen- und Zungenmuskeln sehr schwach waren. Die Gesichtsmuskeln konnten nicht mehr als stützende Kraft für den festen Halt der Zahnprothese mitwirken.

Die Geschichte des Falles zeigte, daß Mrs. M.'s Probleme anfingen, kurz nachdem sie begonnen hatte, Beruhigungsmittel einzunehmen, um ihre nervösen Spannungszustände zu überwinden.

Es wurde eine Myofunktionstherapie entwickelt, um die Gesichtsmuskeln wieder zu kräftigen und so ihren normalen Wirkungsmechanismus wieder zu gewinnen. Der Arzt von Mrs. M. änderte die Medikation und gab ihr ein Mittel, das die Gesichtsmuskeln nicht beeinträchtigte.

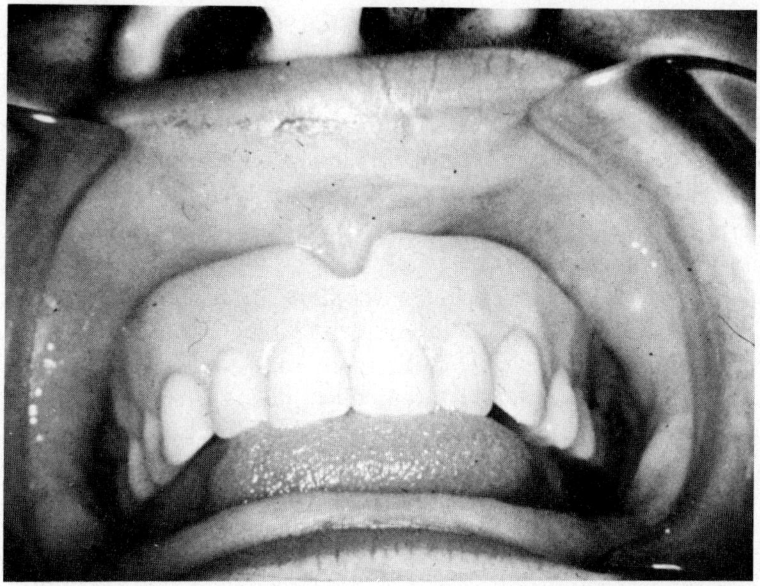

Abb. 23: Patient mit Zahnprothese vor der Myofunktionstherapie.

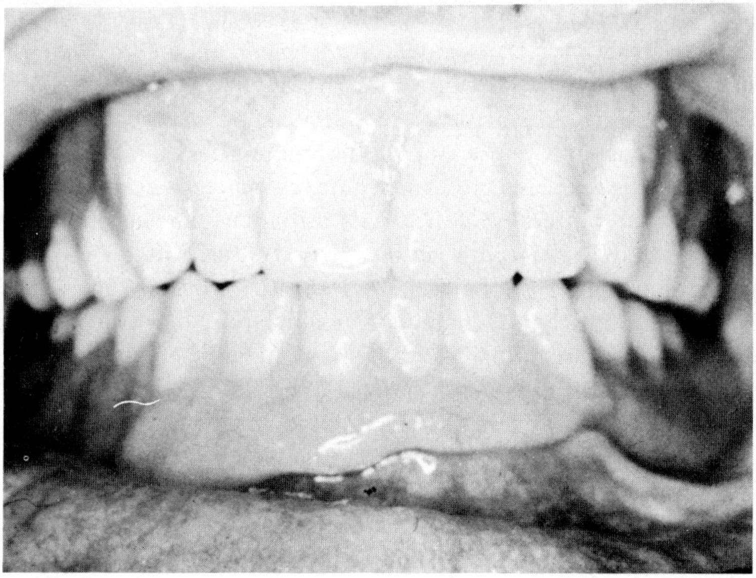

Abb. 24: Patient mit Zahnprothese nach der Myofunktionstherapie.

Mrs. Millers Gesichtsmuskeln besserten sich allmählich und wurden kräftiger. Sie hatten jetzt die notwendige stützende Fähigkeit. Mrs. M. sagt heute: »Ich kann mit meiner Zahnprothese essen, schlucken und sprechen wie früher.«

Der dritte iatrogene Faktor ist eine ungeeignete, falsche oder unvollständige zahnärztliche Behandlung. In diesem Buch wird wiederholt die Tatsache behandelt, daß die Funktion die Form und die Form die Funktion bestimmt. Es wird auch die Tatsache besprochen, daß die Gesichtsmuskeln immer versuchen, sich der gegebenen Zahnstellung anzupassen und daß der Mensch die angeborene Fähigkeit besitzt, sich bestimmten formalen Gegebenheiten anzupassen. Deshalb ist es möglich, daß, während der Zahnarzt die Stellung der Zähne ändert, möglicherweise auch die Gesichtsmuskelfunktion geändert wird. Es mag sein, daß sich die Gesichtsmuskeln der neuen Zahnstellung nicht anpassen können. Dies kann besonders bei kieferorthopädischen Eingriffen der Fall sein. Der Kieferorthopäde wird versuchen, die Stellung der Zähne in eine normalere Zahn-zu-Zahnbeziehung zu ändern. Die Muskeln sind jedoch daran gewöhnt, in der beim Patienten ursprünglich vorhandenen Zahnstellung zu funktionieren. In dieser Weise sind sie programmiert worden. *Abnormale Muskelfunktion in einer normalen Form kann normale Muskelfunktion in einer anormalen Form sein.* Können sich die Gesichtsmuskeln nicht anpassen, nachdem der Kieferorthopäde die Stellung der Zähne geändert hat, kann das Ergebnis tatsächlich eine schlechte Gesichtsmuskelfunktion und ein anormales Schluckverhalten sein; ein gefährlicher Zustand. Dies ist ein wichtiger Grund dafür, daß so viele ausgezeichnete kieferorthopädische Ergebnisse nach Beendigung der kieferorthopädischen Behandlung rezidivieren. In vielen Fällen hat es der Kieferorthopäde darauf ankommen lassen, daß sich die Gesichtsmuskelfunktion der neuen Zahnstellung schon anpassen wird. Dies ist eine wirklich riskante Handlungsweise.

Besser wäre gewesen, eine Myofunktionstherapie einzuschalten, um vor, während oder nach der kieferorthopädischen Behandlung die schlechte Muskelfunktion zu verbessern. Es ist wirklich eine Art russisches Roulette anzunehmen, daß sich die Muskeln anpassen werden, ohne dies entsprechend zu prüfen.

Ruth ist ein sechzehnjähriges Mädchen. Sie wurde kieferorthopädisch behandelt, um einen offenen Biß zu korrigieren. Ruths kieferorthopädische Behandlung dauerte drei Jahre. Während einer Periode von zwei Jahren wurde sie aktiv behandelt und bekam dann für ein weiteres Jahr ein bleibendes kieferorthopädisches

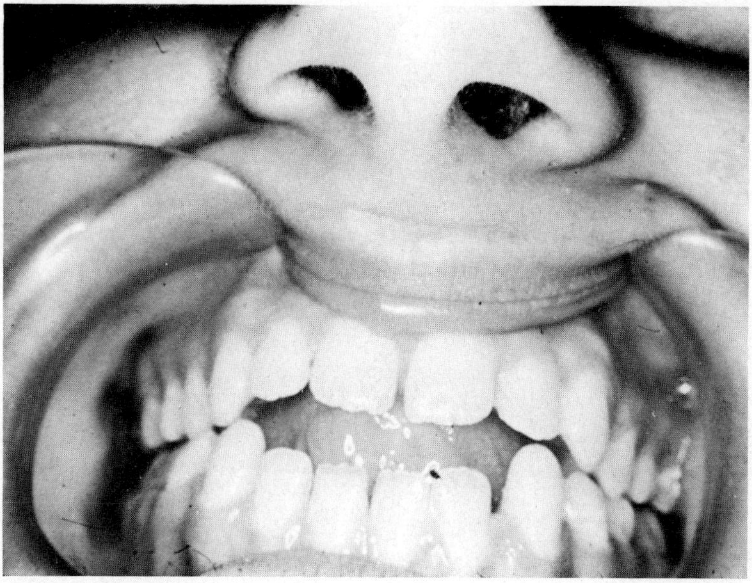

Abb. 25: Rezidiv nach kieferorthopädischer Behandlung infolge falscher Gesichtsmuskelfunktion.

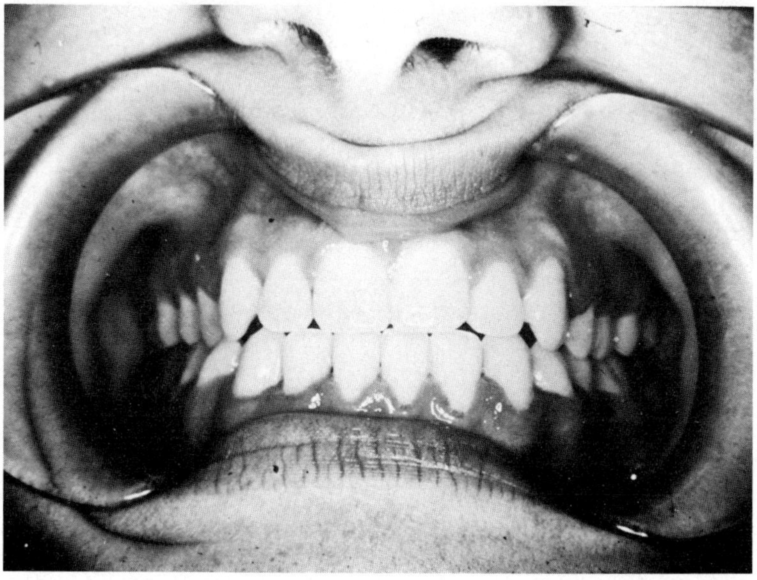

Abb. 26: Nach Zusammenarbeit von Kieferorthopädie und Myofunktionstherapie.

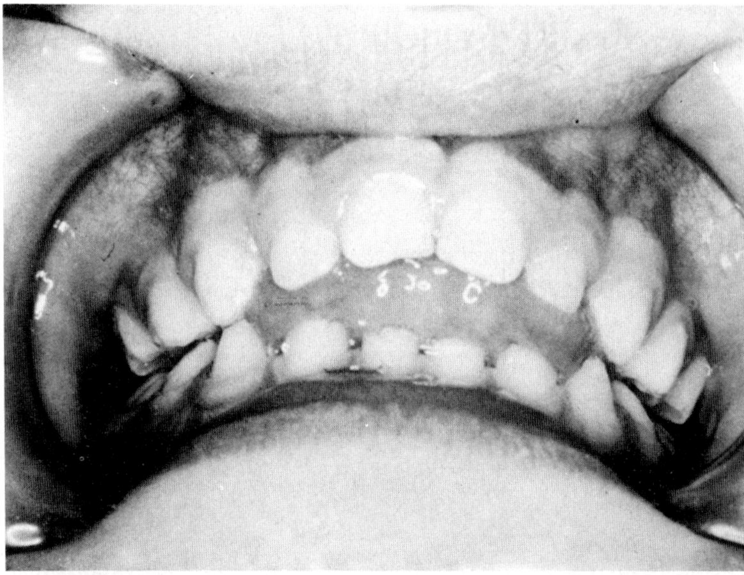

Abb. 27: Die ersten Zähne werden durch Daumenlutschen aus ihrer Stellung gerückt.

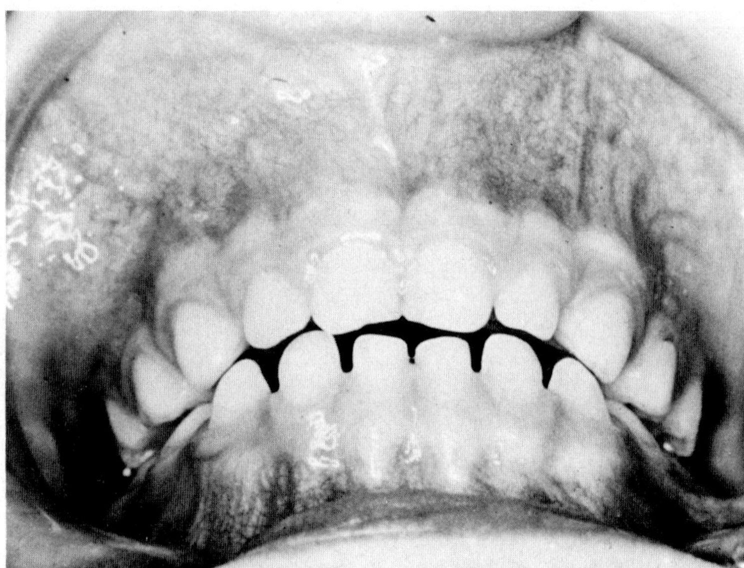

Abb. 28: Derselbe Patient wie auf Abb. 27 nach Beendigung der Myofunktionstherapie.

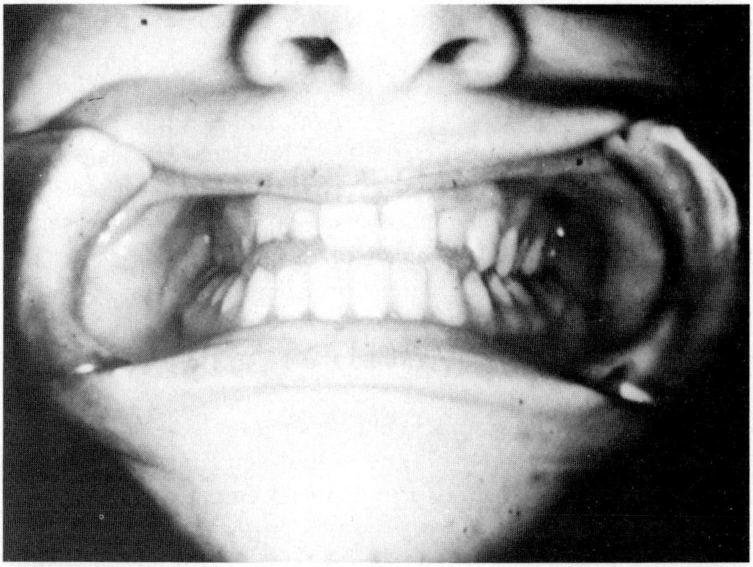

Abb. 29: Skelettale Klasse III vor Myofunktionstherapie, Kieferoperation und kieferorthopädischer Behandlung.

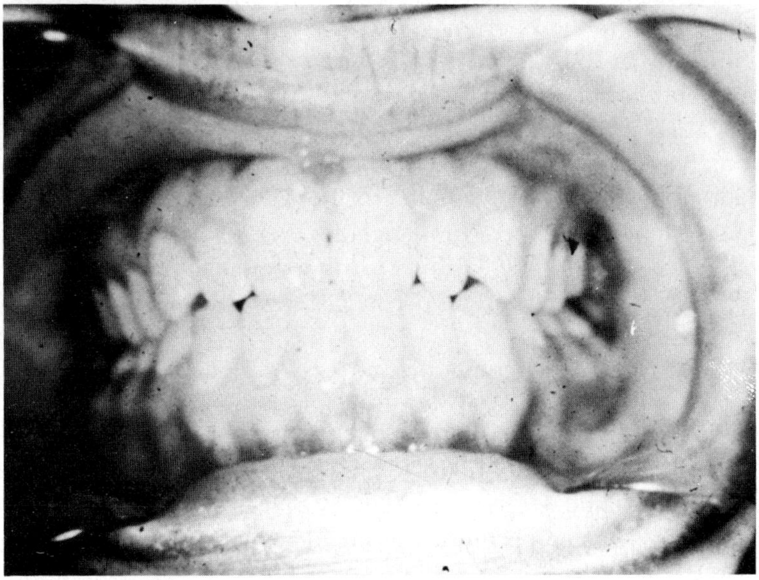

Abb. 30: Skelettale Klasse III nach Myofunktionstherapie, Kieferoperation und kieferorthopädischer Behandlung.

Gerät, das den Zähnen helfen sollte, sich in der neuen Stellung zu festigen.
Die Geschichte des Falles zeigt, daß bei Behandlungsbeginn zusätzlich zum offenen Biß eine Tendenz zum Lispeln bestanden hatte. Der Kieferorthopäde berichtete, daß nach abgeschlossener Behandlung die Stellung der Zähne zueinander ausgezeichnet war. Die Zähne schienen gut ausgerichtet zu sein und nach seiner Beurteilung war die Okklusion ausgezeichnet. Allerdings bestand offensichtlich immer noch beim Sprechen ein Lispeln zwischen den Zähnen.
Sechs Monate nach dem Entfernen des kieferorthopädischen Gerätes berichtete Ruths Mutter, daß die Zähne wieder anfingen, sich in die alte Stellung zurückzubewegen. Das Lispeln wurde dadurch auffälliger. Sie konsultierte erneut den Kieferorthopäden, der Ruth zur Behebung des Problems an einem myofunktionell behandelnden Zahnarzt weiterempfahl *(Abb. 25)*.
Als der myofunktionell behandelnde Zahnarzt Ruth untersuchte, stellte er vier wichtige Tatsachen fest. Erstens lispelte Ruth tatsächlich zwischen den Zähnen, zweitens schob sie beim Schlucken die Zunge zwischen die Zähne, drittens hatte sie eine schwache Lippenstruktur und viertens waren ihre Wangenmuskeln schwach.
Ruth und der Zahnarzt arbeiteten intensiv in einer Myofunktionstherapie zusammen, um die gestörte Gesichtsmuskelbalance und die falschen Schluckgewohnheiten zu korrigieren. Nach Beendigung der Therapie wurde Ruth zum Einsetzen ihres kieferorthopädischen Gerätes an den Kieferorthopäden zurückverwiesen.
Sechs Monate nach dem Einsetzen des Gerätes war Ruths Zahnstellung wieder normal. Die kieferorthopädischen Bänder wurden abgenommen und während der nächsten vier Monate trug Ruth einen Retainer.
Drei Jahre nach Abschluß dieser kombinierten Behandlung von Kieferorthopädie und Myofunktionstherapie sind Ruths Zähne noch immer in der gleichen Stellung wie nach Beendigung der zweiten Behandlungsperiode. Ruth freut sich, der Kieferorthopädie freut sich und der myofunktionell behandelnde Zahnarzt freut sich, daß es ihm möglich war, zur Lösung von Ruths Problem beizutragen *(Abb. 26)*.
Schädliche Gewohnheiten, wie Daumenlutschen, Fingerlutschen, Saugen an einem Tuch etc. ergeben den vierten iatrogenen Faktor. In dem Kapitel über schädliche Gewohnheiten wird dargestellt, daß eine derartige Gewohnheit zwei Dinge bewirkt. Erstens verändert sie fortwährend die Form, so daß die Muskeln nicht normal

funktionieren können. Zudem werden sich die Gesichtsmuskeln einer schlechten Zahnstellung anpassen. Zweitens wird durch die schädliche Gewohnheit der Raum innerhalb des Mundes, in dem die Muskeln funktionieren können, eingeschränkt. Der beschränkte Raum wird keine normale Muskelfunktion erlauben.
Bei *Henry*, einem fünfjährigen Jungen, stellte sein Zahnarzt die Entwicklung einer schlechten Zahnstellung fest. Nach einem Gespräch mit der Mutter ergab sich, daß Henry ein eifriger Daumenlutscher war. Henry wurde an einen myofunktionell behandelnden Zahnarzt empfohlen, um die Gewohnheit des Daumenlutschens auszuschalten.
Der myofunktionell behandelnde Zahnarzt untersuchte Henry und stellte fest, daß sich bei ihm wirklich eine schlechte Zahnstellung und schlechte Gesichtsmuskelfunktion entwickelte. Der Grund dafür war, daß Henry während der ganzen Nacht und einem großen Teil des Tages den Daumen im Mund hielt.
Der myofunktionell behandelnde Zahnarzt besprach das Problem mit Henrys Mutter und es wurde beschlossen, mit einem Motivierungsprogramm gegen die Gewohnheit vorzugehen.
Innerhalb von zwei Wochen hörte Henry auf, am Daumen zu lutschen. Innerhalb von vier Monaten zeigte sich eine Verbesserung in Henrys Zahnstellung. In diesem besonderen Fall war es besonders vorteilhaft, einen myofunktionell behandelnden Zahnarzt zu Rate zu ziehen und die schädliche Gewohnheit früh zu korrigieren, da das normale Wachstum des Gesichts durch diese Gewohnheit gefährdet war *(Abb. 27 u. 28)*.
Ärztlicher oder chirurgischer Eingriff als fünfter iatrogener Faktor: Bestimmte Operationen werden zur Korrektur ernster Fehlstellungen der Zähne oder Gesichtsdeformationen durchgeführt. Diese Operationen sind gewöhnlich bei der Korrektur der Deformation erfolgreich. Auch können sie die schlechte Zahnstellung ändern. Passen sich jedoch die Gesichtsmuskeln der neuen Form nicht an, kann die korrigierte Zahnstellung durch die gestörte Gesichtsmuskelbalance und das anormale Schluckverhalten wieder in eine schlechte Zahn-zu-Zahn-Beziehung zurückfallen. In manchen Fällen kann die chirurgische Veränderung der Zahnstellung das normale Verhalten der Gesichtsmuskeln und ein normales Schluckverhalten in ein anormales Verhalten verwandeln. Somit kann ein chirurgischer Eingriff ein iatrogener Faktor sein.
Sally, eine zwanzigjährige Frau, arbeitete in einem Schönheitssalon und legte auf das Aussehen ihres Gesichts großen Wert. Schon immer störte sie ihr vorstehender Unterkiefer. Ihr Zahnarzt dia-

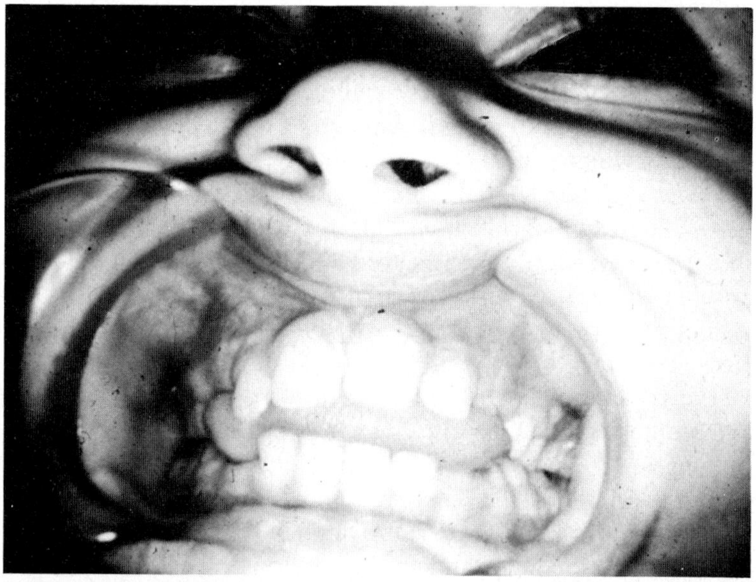

Abb. 31: Funktional offener Biß vor der Myofunktionstherapie.

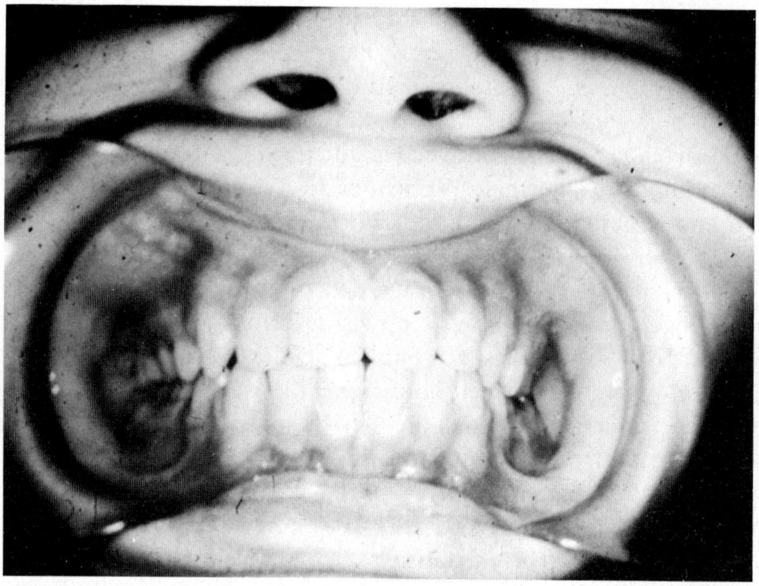

Abb. 32: Funktional offener Biß nach der Myofunktionstherapie.

gnostizierte, daß diese Erscheinung skelettal bedingt war und sagte ihr, durch eine entsprechende Operation könnte dies behoben werden. Sally war über diese Möglichkeit erleichtert. Sie schöpfte aus dieser Diagnose große Hoffnung und ließ sich in einer Klinik für Mund- und Kieferchirurgie die Kieferstellung operativ verbessern. Das chirurgische Ergebnis war hervorragend. Nach der Operation wurden die Zähne für zehn Wochen mittels Drahtschiene fixiert. Es sollten sich so die Muskeln auf die neue Kieferform einstellen. Anschließend wurde Sally an einen Kieferorthopäden überwiesen, um durch kieferorthopädische Behandlung eine leichte Malokklusion zu beheben. Sowohl der Kieferchirurg als auch der Kieferorthopäde berichteten, daß das Endergebnis ausgezeichnet war. Dennoch bemerkte Sally etwa ein Jahr nach dem chirurgischen Eingriff und sechs Monate nach Beendigung der kieferorthopädischen Behandlung, daß ihre Zähne begannen, sich zu verschieben. Sie konsultierte ihren Zahnarzt, der sie an einen myofunktionell behandelnden Zahnarzt empfahl. Dieser stellte fest, daß sie beim Schlucken die Zunge gegen die Zähne drückte. Sally erklärte, vor der Operation habe sie dies nicht getan. Ihre Gesichtsmuskeln funktionierten in der gleichen Weise wie zur Zeit der alten Zahnstellung. Sie hatten sich der neuen Form nicht angepaßt und veränderten ihre neue Umgebung derart, daß sie wieder darin funktionieren konnten. Die Gesichtsmuskeln hatten sich nicht anpassend verändert: die Lippenmuskeln waren zu kräftig und drückten mit zu viel Kraft gegen die oberen Frontzähne. Die Wangenmuskeln wurden für normal gehalten. Es war offensichtlich, daß sich nach der Operation trotz kieferorthopädischer Maßnahmen eine Störung der Gesichtsmuskulatur entwickelt hatte.

Es wurde für Sally ein Programm für eine Myofunktionstherapie entwickelt, das sich über ein Jahr erstreckte. Am Ende dieser Periode wurde sie an den Kieferorthopäden zur weiteren kieferorthopädischen Korrektur zurückverwiesen. Wieder berichtete der Kieferorthopäde nach Beendigung der Behandlung, seine Ergebnisse seien ausgezeichnet. Sally wurde anschließend erneut durch den myofunktionell behandelnden Zahnarzt untersucht. Die Untersuchung ergab, daß sich nun die Gesichtsmuskeln der neuen Form angepaßt hatten. Als sie nach Ablauf von zwei Jahren wieder untersucht wurde, berichteten alle, der Kieferorthopäde, der Kieferchirurg und der myofunktionell behandelnde Zahnarzt, daß sich die neuerlich korrigierte Zahnstellung nicht mehr verändert hatte. Das gemeinsame Vorgehen war erfolgreich gewesen. Die

Gesichtsmuskeln hatten sich jetzt der veränderten Zahnstellung angepaßt.
Falsche Ernährung ist der sechste iatrogene Faktor. Ernährungswissenschaftler sagen, daß die Ernährung bei allen körperlichen Funktionen eine überaus wichtige Rolle spielt, besonders trifft dies auf das Gesichtsmuskelsystem zu. Am ungünstigsten wirkt sich eine stark zuckerhaltige Ernährung aus, denn Zucker trägt zu schwacher Entwicklung und schwacher Funktion der Gesichtsmuskeln bei. Deshalb treten bei Kindern, die während des Wachstums und der Entwicklung des Gesichts süße Limonade und stark zuckerhaltige Nahrung bekommen, mit größter Wahrscheinlichkeit eine schlechtere Zahnstellung, mehr gestörte Gesichtsmuskelbeziehungen und häufiger falsches Schluckverhalten auf, als bei Kindern, die zuckerfrei ernährt werden.
Mark, ein 15jähriger Junge, der in einer Großstadt lebte, war daran gewöhnt, sowohl in der Schule als auch zuhause viel Süßigkeiten, Kekse, Kaugummi etc. zu sich zu nehmen. Zudem lag das Hauptgewicht seiner Ernährung auf stark gezuckerten Speisen. Es stellte sich heraus, daß Mark an gestörter Gesichtsmuskelbalance und anormalem Schlucken litt. Mark wurde von seinem Zahnarzt an einen myofunktionell behandelnden Zahnarzt empfohlen.
Als dieser erfuhr, welche Mengen Zucker Mark jeden Tag zu sich nahm, schlug er ihm vor, seine Ernährung zu ändern. Er würde sich dadurch viel besser fühlen und seine Gesichtsmuskeln würden in kürzerer Zeit kräftiger werden. Mark befolgte den Rat.
Nach einer sechsmonatigen Diät mit wenig Zucker und gleichzeitiger Myofunktionstherapie waren die Zahnstellung, das Aussehen sowie der medizinische Befund wesentlich verbessert. Zudem fühlte Mark sich nach seinen eigenen Angaben kräftiger, er hatte mehr Energie und konnte an mehr Aktivitäten teilnehmen, ohne zu ermüden. Der Zahnarzt, der ihn myofunktionell behandelte, glaubt, daß die veränderte Ernährung zu dem durch die Myofunktionstherapie in kurzer Zeit erreichten ausgezeichneten Ergebnis beigetragen hat.
Studien am ›Institute for Myofunctional Therapy‹ zeigen, daß die Einnahme von raffiniertem Zucker bei Kindern fast immer die normale Entwicklung des Gesichts und die Entwicklung eines normalen Schluckverhaltens stört.
Für die Entwicklung einer gestörten Gesichtsmuskelbalance gibt es also fünf physiologische und fünf iatrogene Ursachen. Die physiologischen Ursachen sind:

1. Stark vergrößerte Tonsillen und adenoide Wucherungen, da diese sich auf die Gesichtsform auswirken.
2. Wachstumsanomalitäten des Gesichtsskeletts.
3. Dysfunktionen des Zentralnervensystems, die sich auf die Gesichtsmuskeln auswirken.
4. Ankyloglosson (Verwachsung des Zungenbändchens mit dem Mundboden).
5. Verletzung oder Krankheit, die sich auf den Gesichtsmuskelkomplex auswirkt.

Die fünf iatrogenen Ursachen sind:

1. Falsche Sauggewohnheiten des Säuglings.
2. Einnahme von bestimmten Arzneimitteln.
3. Schlechte, unvollständige oder falsche zahnärztliche Behandlung.
4. Der Einfluß schädlicher Gewohnheiten auf die Zahnstellung.
5. Schlechte oder unvollständige ärztliche Behandlung.

Was auch immer die Ursache ist, diese Gesichtsmuskelstörungen müssen behandelt werden, will man Schwierigkeiten im Kau- und Kiefersystem, dadurch verursachte Störungen des Allgemeinbefindens sowie Sprachstörungen ausschalten, um damit ein größeres Maß an Wohlbefinden zu erreichen.

Die Aufgabe der myofunktionellen Behandlung ist es, die Gesichtsmuskeln der gegebenen Zahnstellung anzupassen. Deshalb spielt die Myofunktionstherapie für das allgemeine Wohlbefinden vieler Menschen eine wichtige Rolle.

Im folgenden Kapitel werden verschiedene Möglichkeiten behandelt, wie die Myofunktionstherapie bei der Korrektur grundlegender Gesichtsmuskelprobleme helfen kann. Am besten wäre es natürlich, derartige Abweichungen gar nicht erst entstehen zu lassen, z.B. durch richtiges Nähren des Säuglings und eine Behandlung, die einer guten Entwicklung förderlich ist.

5

Wie erkennt man das Problem?

a) Fragen des myofunktionell behandelnden Zahnarztes an die Eltern des Patienten

Ist Ihr Kind Daumenlutscher?	ja □	nein □
Lispelt Ihr Kind beim Sprechen?	ja □	nein □
Hat Ihr Kind vorstehende Zähne?	ja □	nein □
Hat Ihr Kind meist den Mund offen?	ja □	nein □
Wurden die Zähne Ihres Kindes durch kieferorthopädische Behandlung in die richtige Stellung gebracht, stehen aber jetzt wieder schief?	ja □	nein □
Hat Ihr Kind eine dauernde schädliche Angewohnheit, z.B.		
Daumenlutschen	ja □	nein □
Fingerlutschen	ja □	nein □
Saugen am Bettuch	ja □	nein □
Oder saugt es an einem Schnuller, der die Form des Mundes verändert?	ja □	nein □

b) *Fragen an Erwachsene*

Haben Sie Schwierigkeiten mit dem festen Sitz Ihrer Prothese?	ja □	nein □
Haben Sie Schwierigkeiten beim Tragen einer Zahnprothese?	ja □	nein □
Haben Sie Schwierigkeiten, sich an das Ergebnis einer zahnärztlichen prothetischen Behandlung zu gewöhnen?	ja □	nein □
Hatten Sie jemals Schwierigkeiten, einen Sprachfehler zu beseitigen?	ja □	nein □
Haben Sie Gesichtsschmerzen?	ja □	nein □
Haben Sie dieser Schmerzen wegen verschiedene Ärzte konsultiert, jedoch ohne Erfolg?	ja □	nein □
Haben Sie nach dem Essen Schmerzen im Darm und einen aufgeblähten Magen?	ja □	nein □

Haben Sie erlebt, daß Ihr Zahnarzt Ihre Zähne in eine gute Stellung zueinander brachte, diese sich jedoch nach relativ kurzer Zeit wieder in ihre alte falsche Stellung zurückbewegten? ja □ nein □

Finden Sie, daß Ihre Frontzähne sich lockern, obwohl Sie wiederholt in Zahnbehandlung waren und Ihre Zähne mit Drähten stabilisiert wurden? ja □ nein □

Haben Sie häufig Kopfschmerzen? ja □ nein □

Haben Sie Rückenschmerzen? ja □ nein □

Haben Sie wegen Gesichtsschmerzen den Arzt aufgesucht und keine Besserung festgestellt? ja □ nein □

Haben Sie das Gefühl, einen Klumpen in der Kehle zu haben, der nicht weggeht und Ihr Arzt konnte nichts feststellen und meint, Sie würden sich das einbilden? ja □ nein □

Kennen Sie jemanden, der wiederholt in zahnärztlicher prothetischer Behandlung war, aber mit den prothetischen Maßnahmen nicht zurecht kam? ja □ nein □

Atmen Sie gewohnheitsmäßig durch den Mund? ja□ nein □

Haben Sie Schwierigkeiten beim Einnehmen von Tabletten? ja □ nein □

Kann eine dieser Fragen mit ›ja‹ beantwortet werden, ist es möglich, daß eine gestörte Gesichtsmuskelbalance und anormales Schluckverhalten vorliegen. Die Antworten auf diese Fragen haben alle einen gemeinsamen Nenner, nämlich eine gestörte Gesichtsmuskelbalance, was manchmal fälschlich als Anstoßen mit der Zunge erklärt wird.
Anhand der nachfolgenden Patientenberichte soll versucht werden, die gemeinsamen Faktoren für diese Fragen zu bestimmen.

Fragen und Aussagen von Patienten an den myofunktionell behandelnden Zahnarzt im »Institute for Myofunctional Therapy«:
Jane, eine 63jährige Frau: »Ich gehe überhaupt nicht mehr in Gesellschaft, weil ich mit meiner Zahnprothese nicht essen kann. Fange ich an zu essen oder zu sprechen, rutscht meine obere Prothese nach vorne und ich befürchte, daß sie mir aus dem Mund fällt. Ich habe alle möglichen Arten von Prothesenhaftmitteln ausprobiert, doch sie haben mir nicht geholfen. Ich habe jetzt innerhalb von drei Jahren drei Zahnprothesen bekommen, doch ich habe immer noch die gleichen Schwierigkeiten.
Man erklärte mir, das sei ein psychologisches Problem. Ich ging

zum Psychologen. Er konnte keine Ursache finden. Nach einiger Zeit stellten wir unsere Gespräche ein. Ich nahm hohe Dosen Valium, um meine Muskeln zu entspannen, aber das hat wenig oder nichts geholfen. Ich bin buchstäblich am Ende, ich weiß nicht, was ich tun soll.«

Rose, eine 53jährige Schauspielerin: »Ich habe in nächster Zeit mehrere Vorstellungen, aber ich kann nicht auftreten. Ich kann meinen Unterkiefer nicht bewegen, ich weiß einfach nicht, was ich tun soll. Ich war beim Zahnarzt und beim Arzt und man hat mir Injektionen verabreicht. Das scheint das Problem jedoch nicht zu lösen, es kommt immer wieder. Dann bekomme ich stechende Schmerzen im Gesicht. Sie bewegen sich von oben am Kopf seitwärts über die Wangen nach unten. Ich weiß nicht, was ich tun soll.«

Margaret, stellvertretend für viele andere, berichtet: »Ich bin seit sieben Jahren bei meinem Kieferorthopäden in Behandlung und jetzt, nachdem mir zum zweitenmal die festsitzenden Geräte herausgenommen wurden, wollen meine Zähne immer noch nicht in der richtigen Stellung bleiben. Was mein Problem ist? Ein seitlicher Zungenstoß. Ich schlucke falsch. Meine Zunge drückt sich im Mund an die Seite, anstatt an den Gaumen. Ich habe immer wieder versucht, diese Gewohnheit abzulegen, aber das ist, als wollte man einem alten Hund neue Tricks beibringen. Wie mir mein Kieferorthopäde und mein Zahnarzt sagen, würde eine Myofunktionstherapie Abhilfe schaffen. Warum hat man mir das nicht früher gesagt?«

Karens Fall: »Ich hatte eine Kieferoperation zur Korrektur einer schweren Malokklusion. Nach der Operation sah alles sehr schön aus. Mein Biß war in Ordnung, meine Zähne standen gerade und ich fühlte mich wohl. Doch dann geschah etwas seltsames. Acht Wochen nachdem die orthodontischen Geräte entfernt worden waren und meine kieferorthopädische Behandlung beendet war, fingen meine Zähne an, sich wieder in ihre frühere Stellung zurückzubewegen. Sehen Sie nur, wie ich jetzt aussehe. Ich könnte weinen, wenn ich an all die Schmerzen und Unbequemlichkeiten denke, die ich aushalten mußte, wobei ich doch nicht erreicht habe, was ich mir vorgestellt hatte. Ich bin erst einundzwanzig. Muß ich nochmals operiert werden?«

Susan: »Meine sämtlichen Zähne waren gerade erst wiederhergestellt worden. Alles war gut, nur fing meine Zunge an zu brennen. Dann bekam ich Schmerzen im Gesicht. Ich fühle, daß ich ständig die Zunge gegen die Zähne stoße. Ich glaube nicht, daß ich das früher schon getan habe, aber jetzt fällt es mir ständig auf. Ich weiß nicht, was ich tun soll, ich fühle mich so unwohl.«

Mrs. *Jarret* sagt: »Ich habe ein zehnjähriges Kind, das einfach nicht mit Daumenlutschen aufhören will. Ich weiß, durch diese Gewohnheit entstehen Probleme im Mund, wenn der Daumen immer gegen die Zähne drückt. Ich kann es selbst sehen. Sein Gaumen ist sehr eng und seine Zähne werden nach vorne geschoben. Ich fragte den Kinderarzt, was ich tun soll und er meinte, ich solle dem Kind mehr Zärtlichkeit geben. Ich weiß nicht, wie ich ihm noch mehr zärtliche Fürsorge geben soll, als ich jetzt schon tue. Jedenfalls habe ich es wirklich versucht. Als das nichts half, versuchte ich, das Kind wegen des Daumenlutschens zu bestrafen, denn der Zahnarzt hatte gesagt, daß es dadurch seine Zähne zerstöre. Aber auch das half nicht. Dann versuchte ich es mit Bestechung, damit es aufhören sollte, den Daumen in den Mund zu stecken. Ohne Erfolg. Ich weiß nicht mehr, was ich tun soll. Können Sie mir helfen?«

Henry, ein neunzehnjähriger aktiver Leichtathlet: »Ich war sechs Jahre lang in orthodontischer Behandlung und wie Sie sehen können, haben sich die Zähne wieder verschoben. Mein Kieferorthopäde erklärte mir, das käme von der Art, wie ich meine Zunge gegen die Zähne drücke. Warum sagte er mir das nicht vor der Behandlung? Warum wartete er damit, bis das Problem erneut auftrat? Ich bin bestürzt und unglücklich. Ich weiß nicht, was ich tun soll.«

Mr. *John*, ein Methodistenpriester: »Ich habe jetzt schon drei Zahnprothesen. Beim Predigen in der Kirche lockert sich meine Prothese und ich habe das Gefühl, sie würde herausfallen. Dieses Gefühl ist schrecklich und beeinträchtigt mich sehr. Ich kann auch nicht mehr richtig kauen wie früher, ich fühle mich sehr unbehaglich. Jeder Zahnarzt, der mir eine neue Zahnprothese anfertigte, erklärte mir, damit würden meine Schwierigkeiten beseitigt, aber das war nie der Fall. Was kann ich tun?«

Ralph, ein 28jähriger Angestellter, sagt: »Ich habe einen großen Kloß in meiner Kehle. Ich war schon bei einem Psychiater, ich war bei einem Chiropraktiker, ich war bei einem Internisten, ich war beim Neurologen, ich habe alles mögliche versucht, nichts scheint zu helfen. Der Kloß ist immer noch da. Ich kann nicht einmal mehr eine Krawatte tragen, weil es zu unbequem ist. Ich weiß nicht, was tun. Können Sie mir helfen?«

Ruth, eine hübsche 18jährige Schülerin, klagt: »Ich weiß nicht, was ich tun soll.« (Beachten Sie, wie diese Worte von den verschiede-

nen Patienten, die zum myofunktionell behandelnden Zahnarzt kommen, ständig wiederholt werden!) »Ich kann morgens nicht frühstücken. Wenn ich frühstücke, bekomme ich scharfe, stechende Schmerzen im Magen. Ich leide so darunter, daß ich in der Schule kaum ruhig sitzen kann. Ich weiß nicht, was ich dagegen tun kann. Ich war beim Arzt, aber er sagt, ich sei gesund. Man machte alle möglichen Tests mit mir, aber sie verliefen alle negativ. Ich fühle, daß etwas mit mir nicht in Ordnung ist, aber ich weiß nicht, was. Ich gehe wirklich sehr gerne zur Schule, aber wenn ich nicht frühstücke, fühle ich mich in der Mitte des Vormittags sehr schwach und wenn ich etwas esse, kommen die Schmerzen. Der Arzt gab mir Medikamente, aber sie scheinen nicht zu helfen. Können Sie mir helfen?«
Mrs. *Smith*, die Mutter eines 10jährigen Mädchens: »Ich komme eben von meinem Zahnarzt. Er sagte mir, meine Tochter würde mit der Zunge an die Zähne stoßen. Ich verstehe nicht, was er damit meint, ich habe noch nie von so etwas gehört. Er erklärte, daß das Stoßen der Zunge die Zähne aus der richtigen Stellung schiebt. Ist das möglich? Er sagte mir, wir müßten zuerst zu Ihnen kommen, bevor wir eine kieferorthopädische Behandlung beginnen, denn sonst könnte es sein, daß diese Behandlung ohne Erfolg wäre. Ist das möglich?«

Auswertungen und Schlußfolgerung
Geradezu faszinierend ist, daß 75% aller Personen, die irgendeine Art von schlechter Zahnstellung haben, an einer gestörten Balance der orofazialen Muskeln leiden, die erst beseitigt werden muß, bevor eine stabilere und korrektere Okklusion erreicht werden kann.
Janes Fall, nachdem sie wegen ihres Gesichtsmuskelproblems behandelt worden ist:
Als Jane in der Praxis des myofunktionell behandelnden Zahnarztes untersucht wurde, hatte er eine Gesichtsmuskelschwäche festgestellt. Die Lippen waren sehr, sehr schwach. Ihre Zunge stieß gegen die Zahnprothese und drückte diese bei jedem Schlucken oder Sprechen aus dem Mund. Auch die Wangenmuskeln waren sehr schwach ausgebildet. Deshalb beschloß der myofunktionell behandelnde Zahnarzt, daß diese Muskeln gekräftigt werden mußten, bevor Jane ihre Prothese bequem würde tragen können. Jane mußte bestimmte Übungen zur Stärkung der Lippenmuskeln machen. Andere Übungen sollten bewirken, daß Jane beim Schlukken die Zunge weiter hinten gegen den Gaumen drückte. Sie

lernte Worte, die mit t, d, l, n, s, und z anfangen, so auszusprechen, daß sie dabei nicht mit der Zunge gegen die Zahnprothese stieß. Zusätzlich wurden die Wangenmuskeln gekräftigt.
Janes Aussage nach der Therapie zeigt, daß sich die Situation völlig geändert hat: »Ich weiß nicht, wie ich meinem Zahnarzt genug danken kann. Ich kann jetzt wieder zum Essen ausgehen, meine Zahnprothese sitzt fest. Ich schiebe sie nicht mehr heraus, wenn ich esse oder spreche oder während ich ausruhe. Ich benütze keinerlei Haftmittel mehr. Ich fühle mich wie ein anderer Mensch. Ich kann gar nicht sagen, wie dankbar ich bin. Es wird Sie vielleicht interessieren, daß ich kein Valium oder andere Beruhigungsmittel mehr nehme.«
Die Ursache für Janes Leiden: Ihre Gesichtsmuskeln hatten sich der Zahnprothese nicht angepaßt. Offensichtlich war nicht eine neue Prothese notwendig, es war vielmehr erforderlich, die Gesichtsmuskeln zu stärken. Das Ergebnis ist ausgezeichnet.
Rose, die 53jährige Schauspielerin, die ihre Kiefer nicht bewegen konnte und Schmerzen im Gesicht hatte, erklärte:
»Zwei Wochen, nachdem ich mit der Myofunktionstherapie angefangen hatte, konnte ich die Kiefer wieder normal bewegen. Ich habe keine Gesichtsschmerzen mehr und kann wie früher auftreten und auch singen.«
Als Rose vom myofunktionell behandelnden Zahnarzt untersucht wurde, fand dieser heraus, daß sie beim Schlucken und während sie ruhte die Zunge nach vorne gegen die unteren Zähne drückte. Die Stellung des Unterkiefers wird durch die Stellung der Zunge bestimmt. Stößt also die Zunge fortwährend nach vorne gegen die unteren Zähne, wird der Unterkiefer dadurch vorgeschoben. Durch das Vorschieben des Unterkiefers werden die Gesichtsmuskeln überlastet und verkrampfen sich. Dies ist weder für den Unterkiefer noch für die damit verbundene Muskulatur die normale Stellung. Ein Muskel, der überfordert wird, verursacht Schmerzen.
Der myofunktionell behandelnde Zahnarzt erkannte dies und beseitigte die Fehlhaltung durch eine Serie von Übungen. Rose hat jetzt keine störenden Symptome mehr und ist darüber sehr glücklich.
Bei *Margaret*, die sieben Jahre lang in kieferorthopädischer Behandlung war, deren Zähne jedoch wegen seitlichen Zungenstoßens nicht die richtige Stellung beibehielten, erkannte der myofunktionell behandelnde Zahnarzt, daß sie sehr schwache Lippenmuskeln hatte. Zudem stieß sie mit der Zunge nicht nur seitlich

gegen die Zähne, sondern auch gegen die Frontzähne. Dazu kamen sehr schwache Wangenmuskeln. Die Gesichtsmuskelbalance wurde gestört und die Gesichtsmuskeln konnten sich nicht der vom Kieferorthopäden gewünschten Zahnstellung anpassen. Margarets Fall ist aus verschiedenen Gründen sehr wichtig. Es konnte bei ihr als einer jungen Erwachsenen, deren Wachstumsperiode bereits abgeschlossen war, die Stellung der Zähne mit Hilfe kieferorthopädischer Geräte nicht mehr in der Form beeinflußt werden, wie dies während des Wachstums möglich gewesen wäre. Es mußte eine völlig neue Zahnstellung gefunden werden. Finden die Muskeln eine neu geschaffene Form unbequem, werden sie immer dazu tendieren, die alten Verhältnisse wiederherzustellen. Dies war bei Margaret der Fall. Sie stellte die Frage: »Warum hat mein Kieferorthopäde mir das nicht früher gesagt?« Die Antwort ist ganz einfach. In der Myofunktionstherapie und in der Kieferorthopädie gibt es zwei Schlüsselsätze:
1. ›Die Form bestimmt die Funktion‹, d.h. die Gestalt des Mundes und die Stellung der Zähne bestimmen die Funktion der Gesichtsmuskeln.
2. ›Die Funktion bestimmt die Form.‹ Das bedeutet, daß die Funktion der Gesichtsmuskeln Einfluß auf die Stellung der Zähne ausübt. In einigen Fällen werden sich die Muskeln aufgrund der Anpassungsfähigkeit des Menschen an die durch die kieferorthopädische Behandlung erreichte Form gewöhnen. In anderen Fällen, wie zum Beispiel bei Margaret, werden sie dies jedoch nicht tun. Viel besser wäre es gewesen, der Kieferorthopäde hätte Margaret vor, während und nach der kieferorthopädischen Behandlung an einen myofunktionell behandelnden Zahnarzt zur Überprüfung der Funktion ihrer Gesichtsmuskeln empfohlen. Der myofunktionell behandelnde Zahnarzt und der Kieferorthopäde hätten durch eine Zusammenarbeit der jungen Frau die langjährigen Schwierigkeiten ersparen können. Dies läßt sich mit Sicherheit sagen, denn Margaret begab sich nach Beendigung der Myofunktionstherapie wieder in kieferorthopädische Behandlung. Nach Entfernung der Geräte stellte sich kein Rezidiv mehr ein.
Bei *Karen* wurde eine Kieferoperation zur Korrektur einer schweren Malokklusion durchgeführt. Nach der Operation sahen ihre Zähne gut aus, sie wurde zur weiteren Verbesserung der Zahnstellung an den Kieferorthopäden empfohlen. Es entwickelte sich alles zufriedenstellend, bis die kieferorthopädischen Geräte entfernt wurden. Wieder einmal fingen die Zähne an, sich in ihre alte Stellung zurückzubewegen. Karen kam zur Untersuchung zum

myofunktionell behandelnden Zahnarzt, der genau das Gegenteil von dem feststellte, was in einigen anderen Fällen zu erkennen war: Erstens waren Karens Lippen zu kräftig. Zweitens drückte die Zunge gegen die unteren Frontzähne. Drittens hatten ihre Wangenmuskeln die normale Stärke. Viertens neigte sie zum Lispeln, d.h. sie sprach die s-Laute mit der Zunge zwischen den Zähnen.

Nach einer Myofunktionstherapie kehrte Karen zur weiteren Behandlung zum Kieferorthopäden zurück. Sie erklärte jetzt: »Nach Beendigung der Myofunktionstherapie glaubte ich nicht, daß eine kieferorthopädische Behandlung nun erfolgreich sein würde. Sie hatte ja schon einmal versagt. Doch ich muß sagen, ich bin sehr zufrieden. Meine Zähne stehen gerade, und das schon drei Jahre lang. Meine Muskeln drücken nicht mehr dagegen. Ich lisple auch nicht mehr und fühle mich sehr wohl.«

Dieser besondere Fall wurde durch die gemeinsamen Bemühungen des Kieferorthopäden und des myofunktionell behandelnden Zahnarztes zum erfolgreichen Abschluß gebracht. Die gleichen beiden Faktoren, die schon erwähnt wurden, Form und Funktion, die Anpassung der Gesichtsmuskeln an die Zahnstellung und die Anpassung der Zahnstellung an die Funktion der Gesichtsmuskeln, wurden in diesem Fall augenscheinlich. Die Stellung der Zähne war so lange gut gewesen, bis sich herausstellte, daß sich die Gesichtsmuskeln der neugeschaffenen Form nicht anpassen konnten. In Karens Fall mußten also offensichtlich die Gesichtsmuskeln durch eine Myofunktionstherapie der neuen Zahnstellung angepaßt werden. Das Ergebnis war ausgezeichnet.

Kommen wir zum Fall von *Susan:* Sie hatte sich gerade erst einer umfassenden Zahnbehandlung unterzogen und bekam nun ein brennendes Gefühl auf der Zunge und Schmerzen im Gesicht. Bei der Untersuchung durch den myofunktionell behandelnden Zahnarzt stellte sich wiederum heraus, daß ihre Zungenspitze sich gegen und zwischen die Zähne drückte und beim Schlucken den Unterkiefer nach vorne stieß. Nach der Vorwärtsbewegung rieb die Zunge bei der Rückwärtsbewegung an den oberen Zähnen. So wurde durch den falschen Schluckvorgang das Zungengewebe verletzt. Hinzu kam eine gestörte Gesichtsmuskelbalance. Susan hatte sehr schwache Lippen und sehr starke Wangenmuskeln. Die von den schwachen Lippen und dem Vorstoßen der Zunge hervorgerufene Störung der Gesichtsmuskelbalance verursachte zusammen mit der an den Zähnen reibenden Zunge die Schmerzen im Gesicht und das Gefühl des Brennens auf der Zunge. Um dieses

Problem zu korrigieren, waren eine Reihe von Übungen notwendig. Susan: »Ich kann gar nicht sagen, wie dankbar ich bin. Meine Zunge brennt nicht mehr, es ist mir gar nicht mehr bewußt, daß ich eine Zunge habe. Mein Gesicht schmerzt nicht mehr und meine Zähne sind in der Stellung geblieben, in die sie der Zahnarzt gebracht hat. Ich vergesse langsam, daß ich jemals solche Schwierigkeiten hatte.«

Genau so sollte es auch sein. Wir sollten uns nie eines bestimmten Körperteils besonders bewußt werden. Wenn man daran denken muß, daß man eine Zunge hat, ist wahrscheinlich etwas nicht in Ordnung. Wird man auf seine Zähne aufmerksam, heißt das mit Sicherheit, daß man damit Schwierigkeiten hat. Im Körper ist alles so aufeinander abgestimmt, daß er als ein Ganzes arbeitet. Deshalb werden wir uns unserer verschiedenen Körperteile besonders dann bewußt, wenn sie nicht miteinander in Einklang stehen.

Mrs. *Jarretts* 10jähriges Kind lutschte am Daumen. Dies ist wirklich eine sehr schädliche Gewohnheit, denn das Daumenlutschen bewirkt folgendes:

1. Es verändert die Form des Gaumens.
2. Es wird die Zähne nach vorne zwingen.
3. Es wird zu einer Störung der Gesichtsmuskeln führen, da die Zunge nicht genügend Funktionsraum erhält.

Somit ist es in der Tat eine schädliche Angewohnheit. Der Daumen wirkt im Mund wie ein kieferorthopädisches Behandlungsmittel, denn er kann Gewebe und Zähne bewegen.

Der Kinderarzt hatte Mrs. Jarrett vorgeschlagen, ihrem Kind mehr zärtliche Zuwendung zu geben. Nun ist Mrs. Jarrett eine Mutter, die sich sehr um ihre Kinder kümmert und ihnen viel Liebe gibt. Es war also ein fragwürdiger Rat für sie. Er traf einfach nicht zu. Dieser Rat führte nur zu Schuldgefühlen und trug nichts zur Lösung des Problems bei.

Die Untersuchung beim myofunktionell behandelnden Zahnarzt ergab folgendes:

1. Das Kind war Daumenlutscher. 2. Es hatte eine schwache Gesichtsmuskelfunktion. 3. Zusätzlich zum Daumen drückte auch die Zunge die Zähne nach außen. 4. Die Gewohnheit des Daumenlutschens mußte abgestellt werden, bevor man mit einer Myofunktionstherapie oder Zahnbehandlung beginnen konnte.

Am häufigsten besteht die Therapie in der Motivierung des Kindes, mit der schädlichen Gewohnheit aufzuhören. Mrs. Jarretts

Zahnarzt wandte diese Art der Therapie an. Innerhalb von zehn Tagen hörte Marcia auf, an ihrem Daumen zu lutschen. Dann wurde eine Reihe von Übungen entworfen, um die Gesichtsmuskeln wieder zu trainieren, so daß die Zunge nicht länger gegen die Zähne stoßen würde. Zusätzlich wurde eine Sprachtherapie verordnet, um das interdentale Lispeln zu korrigieren. Mrs. Jarrett sagt jetzt: »Ich kann kaum glauben, was geschehen ist. Die Zähne befinden sich wieder in der richtigen Stellung. Marcia hörte innerhalb von zehn Tagen auf, Daumen zu lutschen und ist jetzt das glücklichste Kind, das ich je sah. Sie hat ihren Zahnarzt sehr gern und die Therapie macht ihr Spaß. Und das Beste ist: wir kommen viel besser miteinander zurecht, weil ich sie nicht mehr ständig wegen des Daumenlutschens ermahnen muß. Das hat unser ganzes Familienleben verändert.«

Marcia hatte viel Spaß an den verordneten Übungen, die dazu dienten, die Gesichtsmuskeln in ihrer Funktion zu verbessern, und arbeitete gut mit. »Ich war bei jeder Sitzung anwesend,« erzählte Mrs. Jarrett. »Ich weiß, wie meinem Kind geholfen wurde. Ich kann nicht genug Gutes über diese Art der Therapie sagen.«

Der Vergleich dieser Aussage mit dem, was Mrs. Jarrett früher sagte, läßt die Bedeutung dessen erkennen, was in diesem besonderen Fall geschehen ist. Man kann daraus folgenden Schluß ziehen: Erstens, die Gesichtsmuskeln tragen jetzt dazu bei, eine normale Zahnstellung zu schaffen. Zweitens, die schädliche Angewohnheit wurde abgelegt und ist nicht länger ein negativer Faktor in der Entwicklung der Zähne und der Sprache dieses Kindes. Und schließlich hat sich auch die häusliche Situation gebessert, nachdem Kind und Eltern nicht mehr durch die schädliche Gewohnheit beunruhigt werden. Es steht außer Frage, daß sich die Situation dieses Kindes innerhalb eines Jahres sehr zum Guten verändert hat und zwar sowohl was die Zähne und die Sprache anbelangt, als auch in psychischer Hinsicht.

Kommen wir nun auf den Fall von *Henry* zurück, dem 19jährigen aktiven Sportler, der sechs Jahre lang kieferorthopädische Geräte getragen hatte und dessen Zähne sich nach Entfernung der Geräte wieder nach außen schoben. Er stellte die Frage, warum sein Kieferorthopäde nicht bereits zu Beginn der Behandlung darauf hingewiesen habe, wie problematisch es sei, daß seine Zunge gegen die Zähne drücke. Darauf wies er erst hin, nachdem es bei der kieferorthopädischen Behandlung zu einem Rezidiv gekommen war. Nun, die Antwort kennen wir schon von Margarets Geschichte. Es gibt Fälle, in denen sich die Funktion der Gesichtsmuskeln ganz

natürlich einer neuen Zahnstellung anpaßt. Doch kommt es auch vor, daß dies nicht geschieht, wie z. B. bei Henry.
Henry stellte die Frage: »Ich trug sechs Jahre lang kieferorthopädische Geräte. Warum war es notwendig, diese so lange zu tragen?« Einer der Gründe für das lange Tragen kieferorthopädischer Geräte ist, daß diese ein Kräftefeld gegen die Zähne ausüben. Passen sich nun die Gesichtsmuskeln der sich ändernden Zahnstellung nicht an, üben diese eine Gegenkraft aus. Es wirken also eine Kraft und eine Gegenkraft. Daher ist es offensichtlich, daß Henrys Kieferorthopäde Schwierigkeiten bekommen mußte, die erwünschten kieferorthopädischen Ergebnisse zu erzielen. Als schließlich eine gute Zahn-zu-Zahnbeziehung erreicht worden war und die ständige Kräftewirkung der Geräte entfernt wurde, drückten die Gesichtsmuskeln durch ihre Kraft die Zähne wieder nach außen.
Da Henry schon neunzehn Jahre alt war und die Gesichtsknochen bereits im Alter von vierzehn Jahren kalzifiziert sind, wäre eine Myofunktionstherapie, bei der die sich normal entwickelnde Kraft der Muskeln genutzt wird, ohne Erfolg gewesen. Alles, was bei diesem jungen Mann durch eine Myofunktionstherapie erreichbar war, war die Herstellung einer guten Gesichtsmuskelbalance, so daß er sich mit sehr verbesserten Erfolgschancen erneut in kieferorthopädische Behandlung begeben konnte. Dies wurde mit Henry besprochen. Er verstand die Situation völlig: Daß seine Zunge gegen die Frontzähne stieß, daß er schwache Lippen und schwache Wangenmuskeln hatte. Es wurde eine Reihe von Übungen verordnet. Henry führte diese Übungen mit großem Eifer aus und nach sechs Wochen funktionierten seine Muskeln in der vorhandenen Zahnstellung normal. Daraufhin kehrte er wieder in kieferorthopädische Behandlung zurück. Acht Monate nach der neuerlichen Entfernung der kieferorthopädischen Geräte äußerte er sich wie folgt:
»Als man mir nach sechs Jahren kieferorthopädischer Behandlung sagte, daß meine Zunge die Zähne nach außen drückte, fand ich, das sei das Verrückteste, was ich je gehört hatte. Zuerst lehnte ich mich gegen die Therapie auf. Doch der mich myofunktionell behandelnde Zahnarzt war sehr liebenswürdig und erklärte mir jeden Behandlungsschritt. Allmählich begann ich zu verstehen und an den Erfolg zu glauben. Das Ergebnis ist offensichtlich. Ich ging wieder in kieferorthopädische Behandlung und nun stehen meine Zähne schon seit langer Zeit gerade. Die kieferorthopädische Behandlung dauerte dieses Mal übrigens nur ein Jahr.«

Die von den Muskeln und den kieferorthopädischen Geräten ausgehenden Kräfte waren nun offensichtlich in Übereinstimmung gebracht, sie wirkten nicht mehr konträr wie zu Beginn der Behandlung. Wieder einmal war das Ergebnis ausgezeichnet.

Kommen wir zum Fall von Rev. *John*, der seine Zahnprothese nicht tragen konnte ohne befürchten zu müssen, sie beim Predigen in der Kirche aus dem Mund zu verlieren. Er konnte auch nicht unbehindert essen und fühlte sich im ganzen sehr unbehaglich. Es wurden ihm nacheinander drei Zahnprothesen eingegliedert.

Vor der Anfertigung einer vierten Zahnprothese wurde er an den myofunktionell behandelnden Zahnarzt empfohlen. Dieser stellte folgendes fest:

Erstens, daß durch den Druck der Zunge gegen die Zähne der Prothese diese gelockert wurde. Zweitens, daß seine Lippenmuskeln zu schwach waren, um durch entsprechenden Gegendruck beim Anstoßen der Zunge an die Prothese der dadurch entstehenden Kraft entgegenzuwirken. Schließlich hatte Rev. John noch Schwierigkeiten beim Sprechen: Er drückte hierbei die Zunge gegen die Zähne. Es war ganz klar, daß es Rev. John bei diesen Voraussetzungen nicht möglich war, seine Zahnprothese ohne Schwierigkeiten zu tragen. Die Anfertigung neuer Zahnprothesen blieb so lange sinnlos, wie die eigentlichen Ursachen für die Lokkerung gegeben waren. Die Prothese konnte einfach nicht fest sitzen, da seine Gesichtsmuskeln beim Beißen, Kauen, Schlucken und Sprechen nicht normal funktionierten. Das durch den Druck der Zunge und der Lippen entstandene Kräftemißverhältnis verursachte die Verschiebung der Prothesen von ihrem Lager.

Wie schon vorher gesagt, entsteht während dieser Aktivitäten im Mund eine sehr große Spannung. Die Zähne einer Prothese sind nicht mit echten Zähnen zu vergleichen. Letztere sind individuell verwurzelt, um der Beanspruchung beim Beißen, Kauen und Schlucken zu genügen. Die Zahnprothese jedoch wird durch die Gesichtsmuskeln gehalten oder verschoben. Rev. John hätte nur dann eine Chance gehabt, seine Prothese problemlos zu tragen, wenn seine Gesichtsmuskeln sich der Form der Zahnprothese angepaßt hätten. Da dies jedoch nicht der Fall war, entstanden zahlreiche Schwierigkeiten.

Rev. John bekam eine Reihe von Übungen verordnet. Interessanterweise griff er wieder auf die zuerst für ihn angefertigte Zahnprothese zurück. Diese kann er nun ohne Schwierigkeiten tragen. Nach Abschluß der Myofunktionstherapie zur Korrektur der gestörten Gesichtsmuskelbalance berichtete Rev. John:

»Ich hatte sämtliche auf dem Markt befindlichen Prothesenhaftmittel versucht, keines hat geholfen. Ich hatte Angst, in der Kirche zu sprechen und das beeinträchtigte meine Predigten. Ich hatte Angst, in Gesellschaft zu gehen und das beeinträchtigte mein Leben. Als ich schließlich begriff, daß die Grundursache meiner Schwierigkeiten in der Funktion meiner Gesichtsmuskeln lag, drängte sich mir die Frage auf, warum mir das niemand gesagt hatte. Ich habe darüber mit dem Zahnarzt gesprochen, der die myofunktionelle Therapie mit mir durchführte. Seine Antwort finde ich sehr interessant: ›Man sieht nur, was man weiß‹.
Alle, die ich wegen meiner Beschwerden aufsuchte, haben die Problematik also deshalb nicht erkannt, weil sie den Grund dafür nicht kannten. Jeder von ihnen behandelte die Symptome, aber nicht die Ursache. Sicher hat die falsche Funktion meiner Gesichtsmuskeln schon dazu beigetragen, daß ich meine eigenen Zähne verloren habe. Als man mir eine neue Prothese anpaßte, sagte man mir, ich würde jetzt besser aussehen als früher, denn ich hatte nun keine vorstehenden Zähne mehr. Der neuen Stellung meiner Zähne konnten sich jedoch die Gesichtsmuskeln nicht anpassen. Die Folge war, daß die Zunge die Zahnprothese einfach aus dem Mund herausdrückte. Ich bin überzeugt, daß ich jetzt, nach Abschluß der Myofunktionstherapie, ein ganz anderer Mensch bin. Ich finde, mein Zahnarzt hätte mich schon vor langer Zeit über diese Zusammenhänge aufklären müssen. Mag sein, mein Fall wäre dann ganz anders verlaufen.«
Betrachten wir nun *Ralph*, den 28jährigen Angestellten, der über ›einen schrecklichen Kloß in der Kehle‹ klagte. Sein Zustand ist als ›globus hystericus‹ bekannt. Die medizinische Literatur sagt, es gäbe für diesen Zustand keine andere Ursache als Anspannung. Die bevorzugte Behandlungweise ist die Verordnung von Tranquilizern. Ralph hatte bereits bei einem Chiropraktiker, einem Arzt, einem Neurologen, einem Psychiater und in einer Biofeedback-Klinik Hilfe gesucht. Nichts schien zu helfen. Als er schon ganz verzweifelt war, empfahl ihn schließlich sein Arzt an einen myofunktionell behandelnden Zahnarzt. Die Untersuchung ergab, daß in Wirklichkeit eine Störung der Gesichtsmuskeln vorlag. Ralph drückte die Zunge gegen die Zähne. Zudem hatte er schwache Gesichtsmuskeln und schwache Wangenmuskeln. Als weitere Schwierigkeit kam hinzu, daß Ralph versuchte, das Essen mit positivem Luftdruck hinunterzuzwingen. Dadurch mußten die Muskeln mit überdurchschnittlicher Kraft arbeiten. Dies führte zu einer Verkrampfung eines Muskels in der Kehle. Im Rahmen der

Myofunktionstherapie wurden Ralph eine Reihe von Übungen verordnet. Drei Monate später berichtete er: »Ich kann es nicht glauben, aber der schreckliche Kloß in meiner Kehle ist weg. Ich nehme keine Beruhigungsmittel mehr und fühle mich wie ein völlig neuer Mensch. Die Ursache des Problems habe ich verstanden und auch gelernt, das Essen nicht hinunterzuzwingen, sondern richtig zu kauen und zu schlucken. Ich benütze jetzt meine Gesichtsmuskeln richtig. Der Krampf in meiner Kehle ist verschwunden. Ich habe keinerlei Beschwerden mehr und fühle mich so wohl wie früher.«

Die tatsächliche Funktionsstörung in Ralphs Fall war die Verkrampfung eines Muskels. Dies stellte für ihn eine ständige Reizquelle dar, die zu immer größerer Anspannung führte. Seine Widerstandskraft gegen psychische und physische Streßfaktoren wurde dadurch geschwächt. Das Ergebnis war ›globus hystericus‹ oder, wie er es nannte, ein Kloß in der Kehle.

Ralph ist nun schon seit achtzehn Monaten ohne Beschwerden irgendwelcher Art. Der Zahnarzt, der ihn myofunktionell behandelte, ist überzeugt, daß dieses störende Problem nicht wieder auftreten wird.

Ruth, die an Magenbeschwerden litt, wurde von ihrem Kieferorthopäden an einen myofunktionell behandelnden Zahnarzt verwiesen. Nicht wegen ihrer Magenschmerzen, sondern weil sie eine schlechte Zahnstellung hatte, die auf die Art ihrer Gesichtsmuskelfunktion zurückzuführen war. Die Untersuchung ergab, daß sie mit der Zunge gegen die oberen Frontzähne drückte, und daß sie schwache Lippen- und schwache Wangenmuskeln hatte. Zusätzlich stellte sich heraus, daß Ruth mit positivem Druck schluckte und auf diese Weise eine große Menge Luft aufnahm. Dieser Zustand ist unter der Bezeichnung ›aerophagie‹ oder Luftschlucken bekannt.

In unseren früheren Erörterungen über normales Schlucken hatten wir festgestellt, daß die Zunge sich zum Gaumen hebt und die Nahrung mit negativem Druck in den Verdauungstrakt gleitet. Schluckt ein Mensch nicht richtig, zwingt er die Nahrung mit positivem Luftdruck hinunter. Dabei kommt möglicherweise eine kleine Luftblase in den Verdauungstrakt und verursacht die von Ruth beschriebenen Schmerzen. Ruth sagt heute: »Ich kann es kaum glauben. Ich habe keine Schmerzen mehr im Magen. Mein Kieferorthopäde erklärte mir, daß meine Zunge nun nicht mehr gegen die Zähne drückt und daß meine Lippen kräftig genug sind, so daß mit der kieferorthopädischen Behandlung begonnen werden kann. Doch das wichtigste ist für mich, daß ich nun auf neue Art schlucken kann und nicht länger Luft schlucke. Die Schmerzen nach dem Essen sind verschwunden, ich frühstücke wieder normal und fühle mich sehr wohl.«

Linda, ein 17jähriges Mädchen spanischer Abstammung, wollte gern Mannequin werden. Sie hatte ein gutes Verhältnis zu ihrer Familie, die auch ihren Wunsch unterstützte. Linda hatte aber einen besonderen Kummer, nämlich einen vorstehenden Unterkiefer, eine Progenie (auch Prognathie des Unterkiefers genannt). Wie ihre Mutter erklärte, tritt der vorstehende Unterkiefer in der Familie ihres Ehemannes häufig auf. Es sei dies in der Familie von Lindas Vater eine charakteristische erbliche Eigenschaft.

Nun gibt es verschiedene ausgezeichnete Behandlungsmethoden zur Verbesserung der Progenie. Das Mittel der Wahl war in diesem Fall eine Kieferoperation, die den Unterkiefer in die normale Funktionsstellung zurückbringen sollte.

Auf diesen Eingriff sollte dann eine myofunktionelle und kieferorthopädisch-orthodontische Behandlung folgen (Behandlung mit festsitzenden Geräten).

Nach der Operation wurden Lindas Ober- und Unterkiefer 10 Wochen lang mit Draht aneinander fixiert. Sie erklärte, daß sie zufrieden war, denn die Zähne sahen so gut aus. Nach diesen 10 Wochen wurden die Fixierungen entfernt und durch orthodontische Geräte ersetzt, um die oberen und unteren Zähne in die vorgesehene Position zu bringen. Linda trug ein Jahr lang ein festsitzendes Gerät. Danach mußte sie eine Retentionsapparatur tragen, damit die Zähne die erreichte Stellung beibehielten. So hatte Lindas Familie versucht, die ererbte Anomalie durch eine schmerzhafte und teure Behandlung zu beseitigen. Das Ergebnis war hervorragend. Linda und ihre Familie waren glücklich. Sie waren alle der Meinung, die Mühe hätte sich gelohnt.

Jedoch, sechs Monate nach Entfernung der Geräte begannen sich die Zähne zu verschieben. Sie blieben nicht in der Stellung, in die sie nach Operation und orthodontischer Behandlung gebracht worden waren. Linda fürchtete, ihr Traum vom Beruf eines Mannequins könne wegen ihrer schlechten Zahnstellung nicht mehr in Erfüllung gehen. Sie traute sich nicht mehr zu lachen und ihre Zähne sehen zu lassen. Sie war sehr unglücklich. Der Kieferorthopäde fand heraus, daß Linda mit der Zunge zu stark auf die unteren Zähne drückte. Dies sei die Ursache des Rezidivs. Es war einfach so, daß die Gesichtsmuskeln sich dem Zustand nach der Operation und kieferorthopädischen Behandlung nicht angegli-

chen hatten. Sie übten ihre Funktion in derselben Art und Weise aus wie vor der Behandlung.
Linda wurde von einem myofunktionell behandelnden Zahnarzt untersucht, der folgende Diagnose stellte:

1. Lindas Zunge drückte gegen die unteren Frontzähne.
2. Lindas Lippenmuskeln waren zu kräftig. Die Unterlippe übte zu großen Druck gegen die oberen Frontzähne aus.
3. Schließlich hatten Lindas Wangenmuskeln nicht genügend Kraft, um den Druck der Zunge und der Lippen gegen die Zähne auszugleichen.

Sie unterzog sich einer Myofunktionstherapie, um die gestörte Muskelbalance zu korrigieren. Nach sechsmonatiger Behandlung war die Kraft ihrer Gesichtsmuskeln stabilisiert. Darauf folgte eine nochmalige sechsmonatige kieferorthopädische Behandlung. Nach Beendigung dieser neuerlichen Behandlung standen ihre Zähne wieder in normaler Stellung zueinander.
Sowohl der Kieferorthopäde als auch der Kieferchirurg und der myofunktionell behandelnde Zahnarzt waren sehr zufrieden und Linda war glücklich. In diesem Falle hatte in Wachstum und Entwicklung die Vererbung eine wichtige Rolle gespielt, sie trug zum vorstehenden Unterkiefer bei. Die gemeinsamen Bemühungen des Kieferorthopäden, des Kieferchirurgen und des myofunktionell behandelnden Zahnarztes waren erforderlich, um Lindas Problem zu lösen.
Als nächstes wenden wir uns dem Fall von Mrs. *Smith* zu. Der Zahnarzt hatte ihr erklärt, ihre Tochter habe einen ›Zungenstoß‹. Mrs. Smith konnte das nicht verstehen, sie hatte noch nie etwas darüber gehört. Das sagen neue Patienten dem myofunktionell behandelnden Zahnarzt recht häufig. Es ist den meisten Patienten unbekannt, daß die Gesichtsmuskeln einen Einfluß auf die Stellung der Zähne zueinander haben. Es erscheint ihnen deshalb seltsam, weil sie noch nie darüber gehört oder – wie in diesem Buch – gelesen haben, nicht, weil diese Störungen nicht existieren.
Mit Hilfe einer Myofunktionstherapie wurden die gestörte Gesichtsmuskelbalance und das falsche Schluckverhalten von Mrs. Smith's Tochter *Joy* berichtigt. Anschließend wurde sie zur Korrektur ihres offenen Bisses an den Kieferorthopäden zurückverwiesen.
Mrs. Smith sagt heute: »Wie gut, daß wir das Problem von Grund auf angegangen sind. Joy hat jetzt sehr schöne Zähne. Sie trägt seit zwei Jahren keinerlei kieferorthopädische Geräte mehr, doch ihre

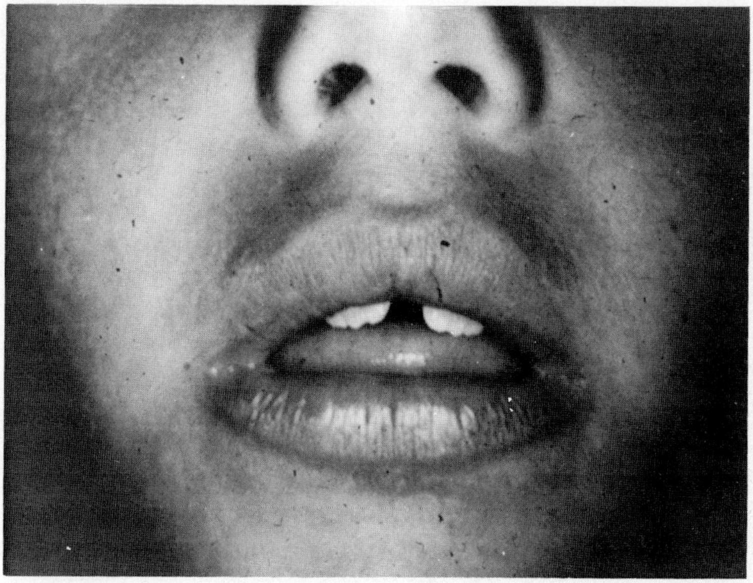

Abb. 33: Schlechte Ruhestellung der Zunge.

Zähne haben sich überhaupt nicht verändert. Ich bin dem Kieferorthopäden sehr, sehr dankbar, daß er uns an den myofunktionell behandelnden Zahnarzt empfohlen hat. So wurde wirklich die Ursache des Problems behandelt, nicht nur die Auswirkung. Die Zusammenarbeit hat sich sehr bewährt.«

Die Fälle, von denen hier berichtet wurde, sind repräsentativ für viele Arten von Schwierigkeiten, die mit der Funktion der Gesichtsmuskeln zusammenhängen.

Wir sehen nur, was wir wissen. Etwas, worüber wir nichts wissen, sehen wir auch nicht. Wie in diesem Buch dargelegt wurde, sind sich viele von uns der Wichtigkeit der Gesichtsmuskelfunktion nicht bewußt, weil wir nie darauf hingewiesen wurden. Worüber hier berichtet wurde, trägt dazu bei, sich darüber klar zu werden, welche bedeutende Rolle die Gesichtsmuskulatur nicht nur für die Stellung der Zähne und für das Sprechen, sondern auch für das allgemeine Wohlbefinden jedes Menschen spielt.

Am Anfang dieses Kapitels haben wir einige Fragen zusammengestellt, die dazu beitragen sollen zu erkennen, ob eine gestörte Balance der Gesichtsmuskeln vorliegt. Diese Fragen waren allgemeiner Natur. Doch gibt es auch spezifischere Symptome, an denen sich eine Störung der Gesichtsmuskelbalance erkennen läßt:

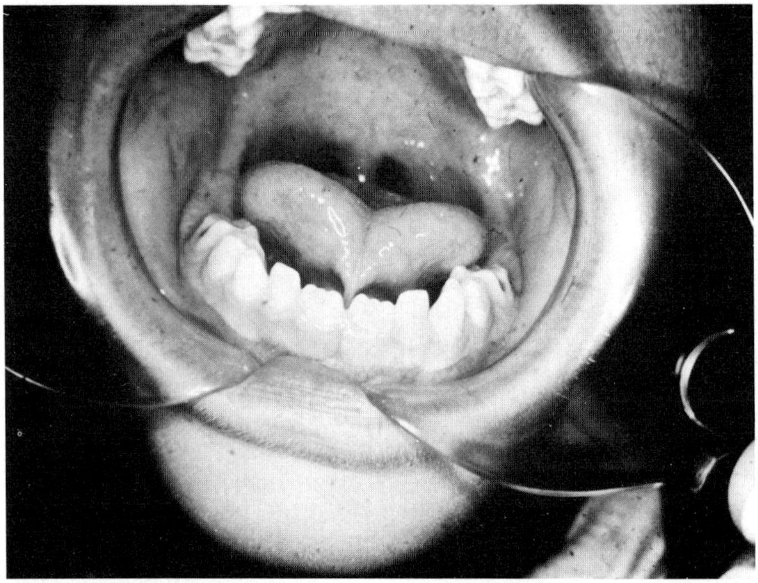

Abb. 34: Ankyloglosson oder Zungenbändchen.

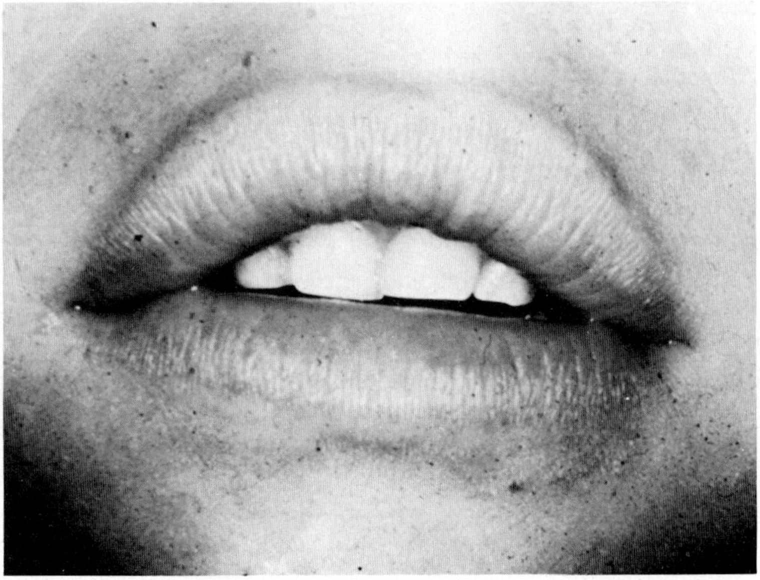

Abb. 35: Atmen durch den Mund und schwache Lippenhaltung.

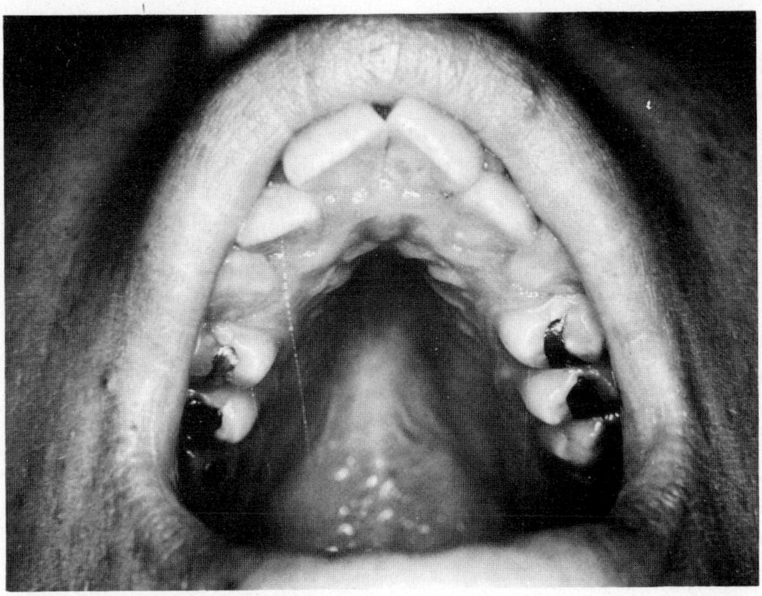

Abb. 36: Hochgewölbter Gaumen.

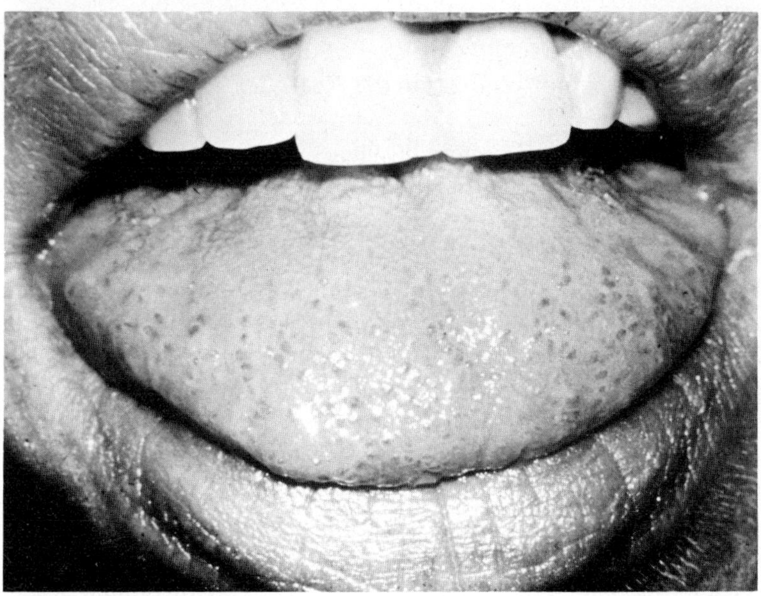

Abb. 37: Makroglossie oder stark vergrößerte Zunge.

1. Die Stellung der ruhenden Zunge. Liegt die Zunge an oder zwischen den Zähnen, kann dies symptomatisch für eine gestörte Gesichtsmuskelbalance sein. Ist die Zunge zu weit vorne im Mund plaziert, ist es unmöglich, sie in $^1/_{10}$ bis $^1/_5$ Sekunde – diese Zeit benötigt man für einen vollständigen normalen Schluckvorgang – in die richtige Stellung zu bringen.
2. Befindet sich unter der Zunge zuviel Gewebe, kann sie sich durch die eingeschränkte Beweglichkeit nicht bis an den Gaumen heben. Dies könnte ein Symptom für eine Störung der Gesichtsmuskelbalance sein. Dieses überflüssige Gewebe, allgemein als Zungenbändchen bekannt, erlaubt der Zunge nicht, sich im Mund mit der nötigen Leichtigkeit zu heben, so daß ein normales Schlukken nicht möglich ist.
3. Ein weiteres Symptom ist das Atmen durch den Mund. Wer durch den Mund atmet, hält die Zunge gewöhnlich in einer niederen, nach unten gerichteten Stellung, um frei atmen zu können.
4. Ein sehr hoher Gaumen. Der dadurch zu enge Raum erlaubt es der Zunge nicht, ihre Funktionen richtig wahrzunehmen.
5. Das fünfte Symptom liegt in den Lippen. Eine hochgezogene Oberlippe kann ein verdächtiger Faktor sein. Diese Art von Lippe hat normalerweise sehr wenig Kraft. Für normales Schlucken sind kräftige Lippen notwendig, um der Kraft der Zunge entgegenzuwirken.

Bei Kindern, die Daumen lutschen, Finger lutschen, Lippen, Schnuller oder Knöchel saugen, kommt es möglicherweise zu einer gestörten Gesichtsmuskelbalance, da der Knöchel, der Finger, der Daumen, der Schnuller usw. die Mundhöhle ausfüllen und die Gesichtsmuskeln an ihrer normalen Bewegung gehindert sind. Außerdem wirken diese Gewohnheiten als kieferorthopädische ›exerciser‹, die dem oberen Teil des Mundes eine schlechte Form geben und die Zähne aus ihrer richtigen Stellung drängen.

Auch bei stark vergrößerten Tonsillen und Adenoiden besteht die Möglichkeit einer gestörten Gesichtsmuskelbalance. Die große Masse des tonsillaren Gewebes im hinteren Teil der Kehle erlaubt der Zunge nicht, sich während des Schluckens in ihre normale Position nach hinten im Mund zu bewegen, sondern zwingt die Zunge nach vorne. Die Folge ist eine ganze Kette von Umständen, die zu gestörter Gesichtsmuskelbalance, zu schlechter Zahnstellung und zu Sprachstörungen führen können.

Es gibt Fälle, in denen die Zunge selbst zu groß ist, um in den Mund zu passen. Dieser Zustand wird als Makroglossie bezeichnet. Dies tritt jedoch nur sehr selten auf. In den meisten Fällen be-

findet sich die Zunge ganz einfach während des Schluckens, Kauens und Sprechens nicht in der richtigen Lage.
Dies sind einige von den vielen diagnostischen Merkmalen, die erkennen lassen, daß es sich möglicherweise um einen Fall von gestörter Gesichtsmuskelbalance handelt, der durch Anwendung einer Myofunktionstherapie korrigiert werden kann.

6

Wie wirkt sich physischer und psychischer Streß auf die Gesichtsmuskeln aus?

Gibt es eine Erklärung für die Tatsache, daß manche Menschen mit gestörter Gesichtsmuskelfunktion und einem offensichtlichen Zungendruck auf die Zähne diese Zähne ohne Schwierigkeiten bis ins höhere Alter behalten? Ja, es gibt eine Erklärung. Es beruht dies auf der Fähigkeit des Menschen, sich physischem und psychischem Streß anzupassen. Dies ist bei jedem Menschen unterschiedlich ausgeprägt. Gewisse Menschen können größerem physischem und psychischem Streß standhalten als andere. Der Vergleich von zwei Personen, von denen jede drei Päckchen Zigaretten am Tag raucht, veranschaulicht dies. Bei einem Raucher mag sich ein Herzleiden entwickeln, oder ein Emphysem, oder ein Lungenkrebs, oder alle drei Krankheiten zusammen, während der andere ohne Krankheit bis ins hohe Alter leben kann. Unser Verständnis für die Funktionen des Körpers reicht nicht aus, um den Grund dafür vollständig zu erklären, es sei denn, es handelt sich um die Fähigkeit des Einzelnen, sich physischem und psychischem Streß anzupassen. Statistisch besteht eine große Wahrscheinlichkeit, daß beide Personen durch das Rauchen mit Gesundheitsschäden rechnen müssen. Tatsache ist jedoch, daß eine Person Schwierigkeiten bekommt, die andere nicht.

Der Unterschied liegt in den physischen und psychischen Streß-Widerstandsfaktoren, die jedem Individuum angeboren sind. Der nach der holistischen Methode arbeitende Arzt ist überzeugt, daß an jeder gesundheitlichen Beeinträchtigung das gesamte Körpersystem beteiligt ist. Er glaubt nicht an individuelle Unterschiede, eher an unterschiedliche Individuen. Der menschliche Körper arbeitet als ein Ganzes, bei dem jeder Teil mit anderen in einer Wechselbeziehung steht. Somit sind es verschiedene Faktoren, die zu der Fähigkeit des Körpers, sich physischem und psychischem Streß anzupassen, beitragen. Eine einfache Formel soll dies erklären:

$$PSR \times CA \times X = Y$$

$$ESR \times CA \times X = Y$$

PSR (**p**hysical **s**tress **r**esistance) ist der *physische Streß-Wider-*

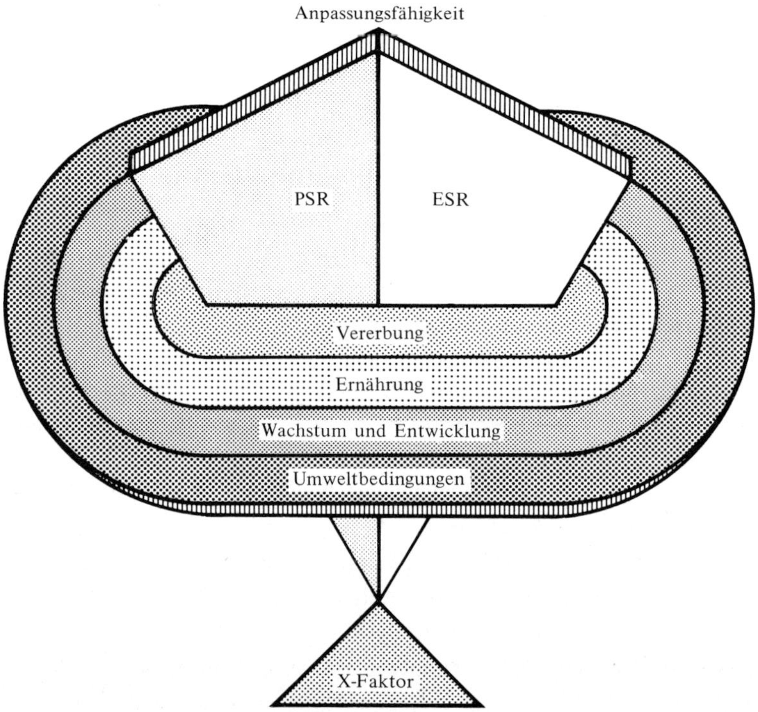

Abb. 38: Die Skizze zeigt die Beziehung zwischen psychischem und physischem Streßwiderstand.

stand; ESR (**e**motional **s**tress **r**esistance) der *emotionale* oder *psychische Streß-Widerstand*; CA (**c**apacity of the body to **a**dapt): *Anpassungsfähigkeit des Körpers.* X ist der *unbekannte Faktor*; Y steht für das *Individuum.*

Es ist daher wichtig, die verschiedenen mitwirkenden Faktoren, die X (den unbekannten Faktor) beeinflussen, zu verstehen. Es sind dies Vererbung, Umweltbedingungen, Ernährung, Wachstum, Entwicklung. Jeder dieser Faktoren liefert einen spezifischen Beitrag, jedoch stehen alle Faktoren zueinander in Verbindung *(Abb. 38).*

Wie wirkt sich die Vererbung auf die Widerstandskraft gegen physischen und psychischen Streß aus? Dieser Effekt ist natürlich schwer abzuschätzen. Es scheint jedoch unter rassischen und familiären Gruppen eine Tendenz zu bestehen, gewisse körperliche und seelische Charakteristiken zu zeigen.

In den Vereinigten Staaten haben wir festgestellt, daß es bestimmte Individuen gibt, die durch Vererbung zu einem spezifischen Wachstumsproblem neigen, und zwar wachsen der Oberkiefer und der Unterkiefer nicht in einem normalen Verhältnis. Das Ergebnis ist ein vorstehender Unterkiefer. Dieses Symptom wird in manchen Familien weitervererbt. Diese Tatsache ist wichtig, denn die Art, wie die Zähne aufeinandertreffen, kann dafür ausschlaggebend sein, wie gut die Zähne dem kolossalen Streß beim Beißen, Kauen und Schlucken standhalten. Eine gute Okklusion kann physischem Streß standhalten. Eine schlechte Okklusion ist dazu nicht in gleichem Maße in der Lage.

Auch Psychiater vertreten die Ansicht, daß die Fähigkeit eines Menschen, psychischem Streß zu widerstehen, ein erbliches Charakteristikum zu sein scheint. Aufgrund der Überlegung, welche Bedeutung dem physischen Streßwiderstand zukommt, ist es für den Zahnarzt wichtig zu wissen, ob andere Familienmitglieder eine Protrusion des Unterkiefers, eine schlechte Okklusion oder übermäßig vorstehende Zähne aufweisen. Dies beeinflußt die endgültige Diagnose und die Empfehlung einer Behandlung wesentlich. Natürlich spielt die Umgebung eine bedeutende Rolle für die Widerstandsfähigkeit gegen physischen und psychischen Streß. Viele abgeschlossene Studien zeigen, daß Kinder, die, was Klima und Umwelt anbelangt, in einer ungünstigen Umgebung leben, sich sowohl körperlich als auch seelisch langsamer zu entwikkeln scheinen, als Kinder, die in einer günstigeren Umgebung aufwachsen.

Andere Studien haben gezeigt, daß sowohl physisch als auch psychisch mit einer beschleunigten Entwicklung gerechnet werden kann, sobald die unbefriedigende Umgebung gewechselt wird.

Es scheint deshalb unzweifelhaft, daß ein Mensch, der in einer harmonischen Umgebung mit genügend frischer Luft, Sonne und körperlicher Bewegung lebt, besser in der Lage ist, eine stärkere Widerstandskraft gegen physischen und psychischen Streß auszubilden.

Die Art der Ernährung ist überaus wichtig, sie beeinflußt den ganzen Körper. Unsere Studien am ›Institute for Myofunctional Therapy‹ haben gezeigt, daß die Ernährung die Fähigkeit der Gesichtsmuskeln, auf physischen und psychischen Streß zu reagieren, beeinflußt. Dabei ist die Feststellung interessant, daß raffinierter Zucker, was die Ausbildung von Streßwiderstand betrifft, als der negativste Faktor angesehen werden muß. Der negative Effekt des Zuckers auf die Anpassungsfähigkeit der Gesichtsmuskeln wird sehr bedeutsam, wenn man bedenkt, welche Mengen Zucker Säuglinge in der Babynahrung und größere Kinder mit ihrer täglichen Nahrung aufnehmen. Die Fähigkeit des Individuums, den destruktiven Kräften von physischem und psychischem Streß standzuhalten, wird dadurch negativ beeinflußt.

An der Universität von Montreal wurde 1974 vom Department für Ernährung und Diätetik ein Experiment durchgeführt, bei dem die Wissenschaftler ein Jahr lang mit einem Amateur-Hockeyteam arbeiteten. Das Team wurde in zwei Gruppen geteilt. Die eine Gruppe durfte keinen Zucker essen, während der anderen Gruppe steigende Mengen zuckerreicher Nahrung verabreicht wurden. Obwohl beide Gruppen ursprünglich das gleiche sportliche Niveau hatten, ließ bei den Zuckeressern die Fähigkeit zum Hockeyspielen etwas nach. Nachdem man ihnen immer größere Mengen von Süßigkeiten verabreichte, sank ihr Spielniveau beinahe bis zur Unfähigkeit ab. Die Wissenschaftler, die diese Studie durchführten, berichteten, daß alle Spieler mit Zuckerdiät ernsthafte Störungen des Stoffwechsels zu beklagen hatten und körperlich der anderen Hälfte des Teams unterlegen waren. Auch wenn nur kleine Mengen Zucker aufgenommen wurden, fielen Konzentration, Widerstandsfähigkeit und Körperkraft überraschend ab.

Im ›Institute for Myofunctional Therapy‹ wurde die Wirkung von Zucker auf die Gesichtsmuskeln untersucht. Die Studie beweist schlüssig, daß die Aufnahme von Zucker eine schwächende Wirkung auf die Gesichtsmuskeln hat. Der Versuch wurde mit 800 Personen verschiedenen Alters zwischen 4 und 64 Jahren unternommen und brachte das einheitliche Ergebnis: Die Aufnahme von Zucker hat entschieden einen schwächenden Einfluß auf die Gesichtsmuskulatur.

Der Begriff Wachstum und Entwicklung ist umfassend. Diese Periode im Leben eines Menschen ist eine ziemlich geheimnisvolle Sache, sie wird durch zahlreiche Faktoren gelenkt. Wachstum und Entwicklung eines Kindes können durch Diät beeinflußt werden, durch Vererbung, durch die Umwelt, in der das Kind aufwächst und viele andere Faktoren mehr.

Es ist nicht Aufgabe dieses Buches, alle Aspekte von Wachstum und Entwicklung zu behandeln. Hierzu wäre ein eigenes Buch nötig. Es soll jedoch darauf hingewiesen werden, daß es ein normales Wachstumsmuster gibt und dieses größten Einfluß auf die Art des Zahndurchbruchs ausübt.

Bei normalem Wachstum wirkt die Zunge als beeinflussender Faktor bei der Entwicklung des oberen Teiles des Mundes. Die anderen Gesichtsmuskeln lenken die durchbrechenden Zähne in eine normale Stellung zueinander. Werden also Wachstum und Entwicklung negativ beeinflußt, hat dies offensichtlich auch einen negativen Effekt auf die Art des Zahndurchbruchs. Dies wird eingehender in den Kapiteln ›Wie entwickelt sich das Problem?‹ und ›Wie soll ein Baby genährt werden?‹ behandelt.

7

Warum ist eine schädliche Gewohnheit schädlich? Wie ist sie zu korrigieren?

Oft fragen Eltern den *Arzt*: »Mein Kind lutscht am Daumen (oder an der Bettdecke, am Knöchel, Finger, Schnuller). Ich habe gehört, daß dies schädlich sein kann. Ist das wahr?« Möglicherweise antwortet der Arzt: »Nun, es kann bewirken, daß sich die Zähne ein wenig verschieben, aber es ist nicht wirklich schädlich für die Gesundheit des Kindes. Machen Sie sich keine Sorgen.«
Würden die Eltern die gleiche Frage an den *Zahnarzt* richten, wäre die Antwort völlig anders: »Ja, es ist wirklich schädlich!«
Diese unterschiedliche Beurteilung beruht auf der Tatsache, daß sich der Arzt auf die unmittelbar zutagetretenden Krankheitserscheinungen konzentriert, während der Zahnarzt an die Funktion der Gesichtsmuskeln, das Wachstum und die Entwicklung des Gesichts und die Beziehung der Zähne zum übrigen Körper denkt.
»Man sieht nur, was man weiß«
Gewöhnlich verlassen sich die Eltern bei Erkrankungen ihres Kindes auf den Rat ihres Arztes. Dieser ist normalerweise der erste, der von den Eltern um Rat gefragt wird. Diese Antwort des Arztes kann nur ausdrücken, daß er die Bedeutung des Problems nicht kennt und daß er keinen Rat weiß, es zu lösen. *Die Wahrheit ist, daß er in seiner Ausbildung darauf nicht vorbereitet wurde.*
Der Zahnarzt andererseits ist entsprechend geschult, um die Auswirkungen schädlicher Gewohnheiten auf die Zähne und die Gesichtsstruktur zu erkennen. Er ist sich des Schadens, den schädliche Gewohnheiten an den Zähnen verursachen, bewußt. Es ist die Aufgabe des Zahnarztes, für Eltern und Kind ein Programm zu entwickeln, das die verschiedenen schlechten Gewohnheiten, die den Zähnen schaden, ausschalten soll.
Ein solches Programm basiert darauf, den Patienten zu einer Änderung seines Verhaltens zu motivieren. Dies bringt in den meisten Fällen Erfolg.
Die grundsätzliche Frage ist: Sind Daumenlutschen, Fingerlutschen, Knöchellutschen und das Saugen an harten Schnullern

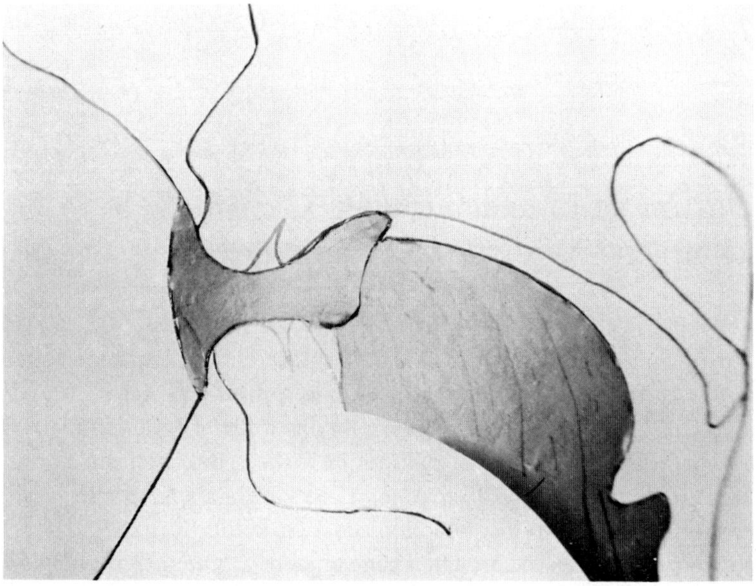

Abb. 39: Diagramm eines an der Brust saugenden Kindes.

wirklich destruktive Gewohnheiten? Oder in anderen Worten, sind diese schädlichen Gewohnheiten wirklich schädlich? Die Antwort darauf ist ein klares Ja. Wird an diesen Gewohnheiten längere Zeit festgehalten, können dadurch Zahnstellung und Kieferentwicklung des Kindes dauerhaft negativ beeinflußt werden. In früheren Kapiteln wurde die Beziehung zwischen Form und Funktion und zwischen Funktion und Form behandelt. Eine genauere Betrachtungsweise ist erforderlich. Der Daumen, der Finger, der Knöchel, der Bettzipfel, der Schnuller wirken wie kieferorthopädische Behandlungsmittel und haben die Fähigkeit, Gewebe und Knochen durch die Anwendung von Kraft zu beeinflussen.

Ein Kind ist zum Trinken an der Mutterbrust bestimmt. Beim Saugen an der Brust bewegt sich die Zunge des Kindes nach vorne und bringt die Brust an den Gaumen, während die Zunge sich von unten dagegendrückt. Die Knochen am Gaumen eines Kindes sind sehr weich und nachgiebig. Dadurch, daß die Zunge die Mutterbrust gegen den Gaumen preßt, entsteht also genügend Druck, um den Gaumen oder oberen Teil des Mundes für die Zunge passend zu formen. Die Natur ermöglicht dies durch den weichen knöchernen Gaumen, der beim Säugling noch nicht kalzifiziert ist. Während das Kind die Brust der Mutter an den Gaumen drückt, verbreitert die Zunge den Gaumen zu einer Form, die allen Zähnen, die nach und nach durchbrechen werden, Raum gibt *(Abb. 39)*. Wird etwas Hartes, wie zum Beispiel der Daumen gegen diese weichen Knochen gepreßt, so wird der Knochen nach diesem harten Objekt geformt *(Abb. 40, 41, 42)*.

Man könnte dies anschaulich machen, indem man den Daumen in weiches Wachs drückt. Die Kraft des Daumens wird das Wachs nach seiner Form modellieren. Drückt also der Daumen, Finger oder Schnuller gegen die weichen Knochen der oberen Mundhöhle, werden diese Knochen in eine enge, unnatürliche Form modelliert. Dies kann möglicherweise zu einer sehr schlechten Zahnstellung führen.

Dazu kommt noch, daß die normale Bewegung der Gesichtsmuskeln eingeschränkt wird, wenn der Daumen etc. den oberen Teil der Mundhöhle ausfüllt. Die falsche Stellung der Zähne wird nun die Funktion der Gesichtsmuskeln ungünstig beeinflussen, wenn diese sich anpassen. Nachdem die Muskeln jetzt daran gehindert sind, auf normale Weise zu arbeiten, wird die daraus resultierende anormale Kraft die Stellung der wachsenden Zähne beeinträchtigen. Dies wird zu einer Fehlentwicklung führen. Also sind schädliche Gewohnheiten tatsächlich schädlich und zwar aus folgenden Gründen:

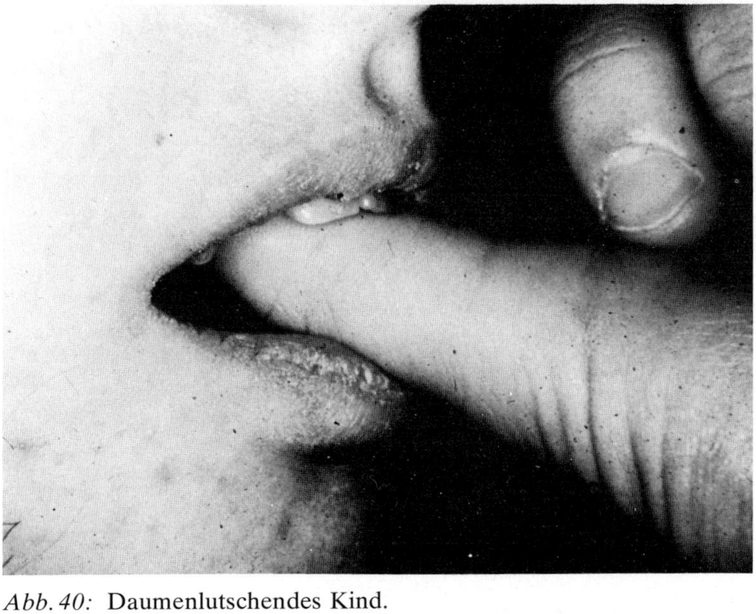

Abb. 40: Daumenlutschendes Kind.

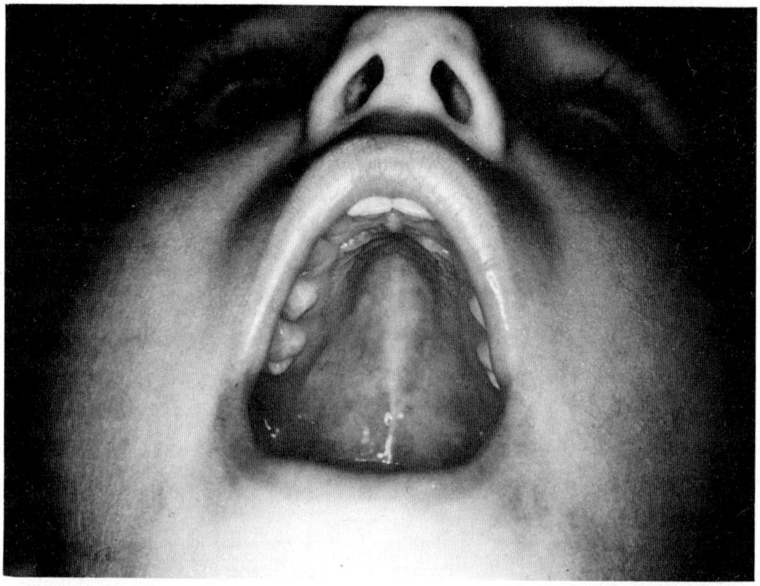

Abb. 41: Maxilla (harter Gaumen) eines daumenlutschenden Kindes.

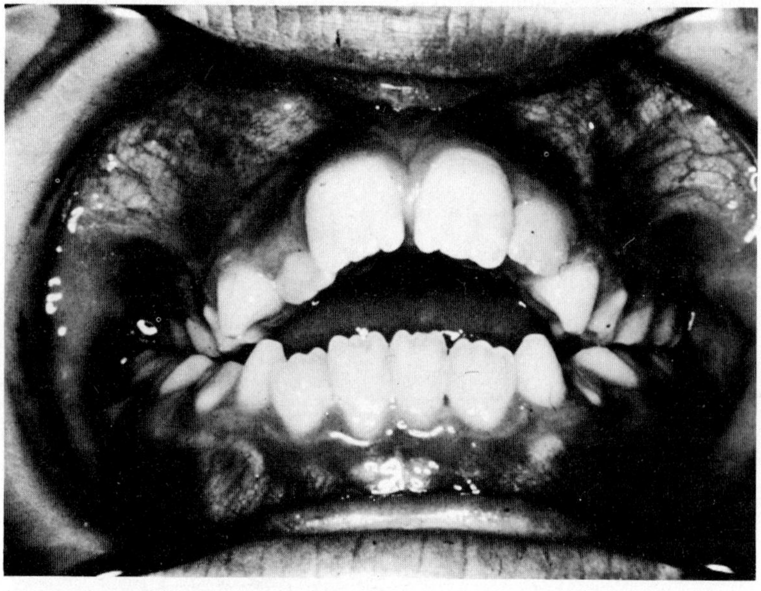

Abb. 42: Okklusion eines daumenlutschenden Kindes.

1. Schädliche Gewohnheiten fördern beim wachsenden Kind eine Fehlentwicklung der Gesichtsform.
2. Schädliche Gewohnheiten tragen beim wachsenden Kind zu falscher Gesichtsmuskelfunktion bei.

Diese Kombination kann außerordentlich nachteilig für das normale Wachstum des Gesichts und die Entwicklung der Zähne des Kindes sein *(Abb. 42).*
Jene Kinder, die die Gewohnheit des Daumen-, Finger-, Knöchel- oder Schnullerlutschens lange Zeit beibehalten, schaffen sich eine Zahnstellung, die zu Sprachstörungen, Mundatmen, Malokklusion oder Fehlbiß beiträgt.
Daumenlutschen beeinträchtigt die Sprache eines Kindes durch Verursachung einer anormalen Zahnstellung oder durch das Vorschieben der oberen Frontzähne. Die Muskeln können in dieser Form nicht normal funktionieren. Somit wird das Kind dazu neigen, beim Sprechen die Zunge zwischen die Zähne zu stecken. Das Ergebnis sind zwischen den Zähnen gelispelte s- und z-Laute.
Durch den Mund zu atmen ist eine schlechte Gewohnheit. Die Haut des Mundes ist so beschaffen, daß sie zu ihrem eigenen Schutz ständig in Speichel gebadet sein muß. Im Inneren des Mundes befinden sich Unmengen von Keimen und Bakterien. Bei einem Mundatmer trocknet die Haut im Mund aus und erlaubt so den Keimen und Bakterien, das Gewebe anzugreifen, ohne durch den Speichel daran gehindert zu werden. Die medizinische Forschung hat bewiesen, daß Mundatmer gegenüber Erkrankungen des Mundgewebes und der Atmungsorgane anfälliger sind als normal atmende Menschen. Somit ist jede Gewohnheit, die zur Mundatmung beiträgt, nachteilig und schädlich.
Der dritte Grund für die Schädlichkeit dieser Gewohnheiten ist ihre Wirkung auf die wachsenden Knochen und das Gewebe des oberen Teils des Mundes. Die meisten Kinder, die an Daumen, Finger, Knöchel oder am harten Schnuller lutschen, haben vorstehende Zähne. Dies ist nicht zufällig, sondern das Ergebnis von ›natürlicher Kieferorthopädie‹. Das heißt, Daumen, Finger, Knöchel oder Schnuller wirken wie ein kieferorthopädisches Behandlungsgerät und verursachen eine anormale Zahnstellung.
Das heranwachsende Kind ist wie eine wachsende Pflanze. Die Pflanze möchte auf natürliche Weise wachsen, doch durch das Anbringen eines Stocks am Stamm kann die Wachstumsrichtung geändert werden *(Abb. 43).* Ebenso ist es bei einem Kind. Während der Wachstumsphase wird jeder Druck, der auf irgendeinen

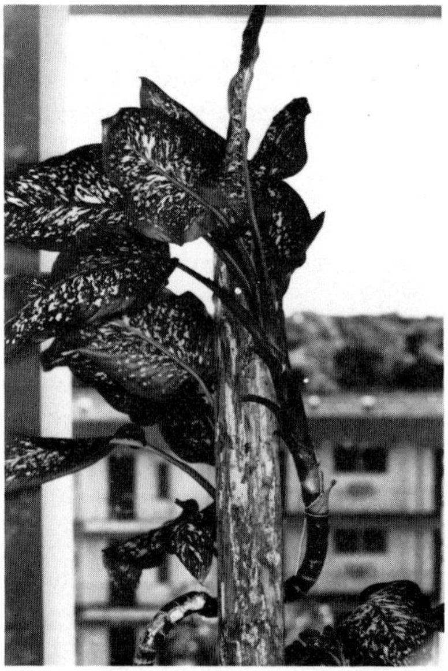

Abb. 43: Das Wachstum einer Pflanze wird beeinflußt.

Teil des wachsenden Kiefers ausgeübt wird, das faziale Wachstum beeinflussen.
Viele Eltern befürchten, daß das Abgewöhnen einer schädlichen Gewohnheit beim Kind nur dazu führt, daß diese durch eine möglicherweise noch schädlichere Gewohnheit ersetzt wird. Dies kann der Fall sein, wenn Zwang oder Strafe angewendet werden, um die Gewohnheit zu brechen. Unter den vielen Tausenden von Fällen jedoch, die der Autor und seine Studenten behandelt haben, wurde nicht ein einziger Fall bekannt, in dem eine abgelegte schädliche Gewohnheit durch eine andere ersetzt worden wäre, sofern ein motivierendes Programm korrekt durchgeführt wurde. Tatsächlich wurden ganz andere Ergebnisse erzielt. Die Eltern berichten von wachsendem Selbstbewußtsein bei den Kindern. Kinder berichten, sie seien viel glücklicher, weil sie die Schuldgefühle verloren haben, die durch das Festhalten an der schädlichen Gewohnheit entstanden waren. Bemerkenswert ist, daß dies von den meisten Kindern berichtet wird, die richtig motiviert wurden. Wird also die Frage gestellt, ob diese schlechten Angewohnheiten wirklich schädlich sind, ist die Antwort eindeutig ja. Doch auch die Frage, ob schädliche Angewohnheiten korrigiert werden können, kann mit ja beantwortet werden. Allerdings nur durch ein richtig angewandtes Motivierungsprogramm.
Gegenwärtig gibt es verschiedene Programme, schädliche Gewohnheiten durch Selbstmotivierung abzulegen. Ein Selbstmoti-

vierungsprogramm dreht sich um eine bestimmte Grundvorstellung der Verhaltensänderung. Dem Kind und den Eltern muß die Wichtigkeit des Problems bewußt gemacht werden. Dies kann durch ein erklärendes Gespräch, durch Bilder und Filme unterstützt, erreicht werden. Das Programm darf weder vom Kind noch von den Eltern als etwas Bedrohliches empfunden werden. Auch leicht zu erreichende Belohnungen tragen zum Erfolg bei. Schließlich sollten Eltern und Kind ein Team bilden, das kampflos an einem gemeinsamen Ziel arbeitet. Ein Konflikt zwischen Eltern und Kind kann normalerweise ausgeschaltet werden, indem eine andere Person, etwa der Arzt oder der (myofunktionell behandelnde) Zahnarzt sich mit dem Kind beschäftigt.

Folgende Methode hat sich in manchen Fällen als sehr erfolgreich erwiesen: Wenn das Kind ein gutes Verhältnis zum behandelnden Arzt oder Zahnarzt hat, kann dieser dem Kind eine Serie von Postkarten geben, damit es ihm täglich schreibt und ihm darüber berichtet, wie es ihm mit dem Abgewöhnungsprogramm ergeht. Diese Methode wird sich bewähren, wenn das Kind das Problem erkannt und wirklich den Wunsch hat, die schädlichen Gewohnheiten abzulegen und wenn es den Arzt respektiert und ihm Freude machen will.

Eine andere Art von Motivierungsprogramm wird am ›Institute for Myofunctionell Therapy‹ angewendet. Kind und Eltern

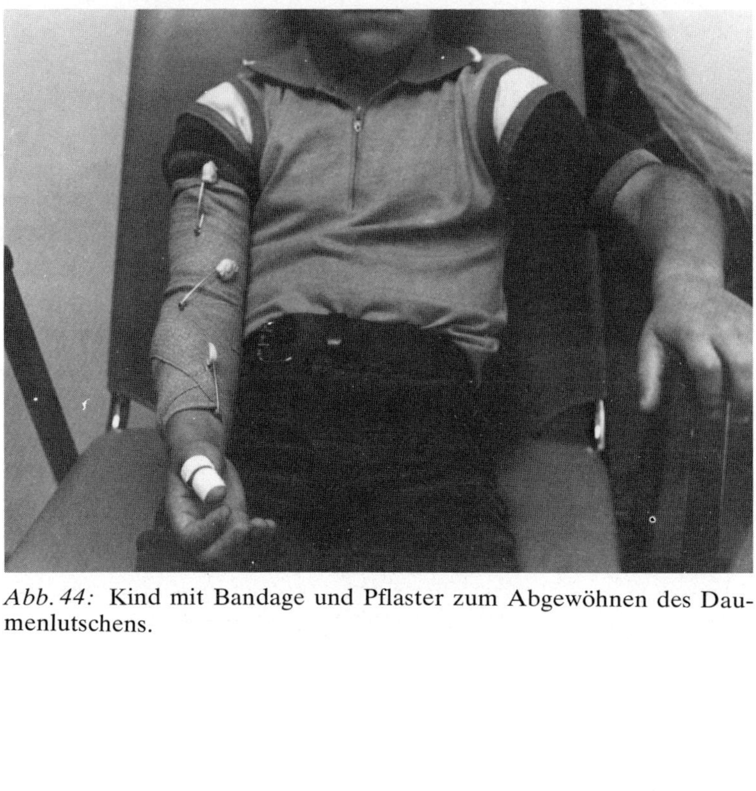

Abb. 44: Kind mit Bandage und Pflaster zum Abgewöhnen des Daumenlutschens.

schauen zuerst eine audiovisuelle Szene an, die die Gefährlichkeit der schädlichen Gewohnheiten zeigt und die Verbesserung, die eintritt, wenn das Kind diese Gewohnheiten ablegt. Das Programm wird den Eltern und dem Kind folgenderweise erklärt: »Kaufen Sie bitte auf dem Nachhauseweg eine elastische Binde. Umwickeln Sie damit, bevor das Kind zu Bett geht, den Arm, den es beim Daumenlutschen benutzt, von etwas unterhalb der Schulter bis etwas oberhalb des Handgelenks, fest, aber nicht zu straff.« *(Abb. 44)* Dies wird dem Kind demonstriert. Dann soll das Kind den Arm abbiegen, wie es dies beim Daumenlutschen tut. »Du wirst bemerken, daß der Arm anfängt, ein bißchen zu kribbeln, wenn du am Daumen lutscht. An was soll dich das erinnern?« Das Kind wird mit großer Wahrscheinlichkeit antworten: »Daß ich nicht am Daumen lutschen soll.« Die Bandage wird am besten mit drei großen Sicherheitsnadeln am Handgelenk, in der Mitte des Armes und am Oberarm befestigt. Doch wie beim Militär brauchen wir noch eine zweite Verteidigungslinie, die den Feind, in diesem Fall den Daumen, aufhält, wenn er die erste Linie (die Bandage) durchbricht. Dazu umwickelt man den Daumen mit zwei Streifen Heftpflaster mit Stoffoberfläche. Dies wird dem Kind demonstriert und es wird aufgefordert, den Daumen mit dem Heftpflaster in den Mund zu stecken. Dann fragt man: »Wie schmeckt das?« Ziemlich sicher wird das Kind antworten:

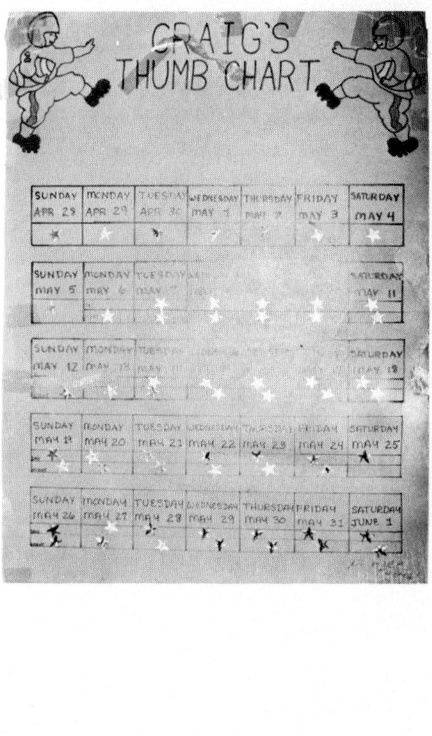

Abb. 45: Erfolgskalender für das Motivierungsprogramm.

»Scheußlich!« Der behandelnde Arzt oder Zahnarzt spricht nun weiter: »Nun kommen wir zum lustigen Teil unserer Programms, der dir Spaß machen wird. Du machst dir dazu eine Art Kalender und jeden Tag, an dem du nicht am Daumen lutscht, malst du einen Stern auf diesen Kalender. Wenn du aber doch am Daumen lutscht, dann machst du einen Punkt. Rate, was geschieht, wenn du zehn Sterne nacheinander hast? Dann wirst du ein Geschenk von mir bekommen. Vergiß also nicht, gleich wenn du nach Hause kommst, deinen Kalender zu machen. Wenn du damit fertig bist, mache in deiner Kommode eine Schublade frei, in die du alles legen kannst, die Bandage, die Sicherheitsnadeln, das Heftpflaster und den Kalender. Diese Schublade gehört jetzt dem Daumen. Wenn du dann aufgehört hast, am Daumen zu lutschen, rate was dann passiert? Dann verschwinden alle diese Sachen aus der Schublade und stattdessen wirst du dort ein nettes Geschenk finden. Möchtest du das?« Der letzte Teil des Programms ist für die Eltern. Wenn das Kind abends zu Bett geht, legen die Eltern ihm heimlich irgend etwas Komisches auf das Kissen.

Der Arzt fragt das Kind: »Wenn du diesen lustigen Gegenstand siehst, an was sollst du dich dabei erinnern?« Das Kind wird mit Sicherheit antworten: »Daß ich nicht am Daumen lutschen soll.«

Der Sinn des ganzen Programms ist, Angst und Schuldgefühle beim Kind und bei den Eltern abzubauen.

Die erste Belohnung bekommt das Kind besser vom Zahnarzt als von den Eltern, denn es hat mit ihm zusammengearbeitet und will ihn erfreuen.

Sie werden bemerken, daß bei dieser Methode keinerlei körperlicher Zwang ausgeübt wird. Den einzigen Zwang übt das Kind selbst aus, durch seinen Willen, die Gewohnheit abzulegen. Das Motivierungsprogramm wird zwei Wochen lang unter Benützung des Kalenders und mit seelischer Unterstützung durch den Zahnarzt durchgeführt. Es hat sich auch sehr gut bewährt, wenn das Kind jeden Morgen den Zahnarzt anruft und ihm erzählt, wie es ihm geht. Notwendig ist ein gutes Verhältnis zwischen Kind und Zahnarzt, damit das Kind das Gefühl hat, unterstützt zu werden.

Dieses Programm beruht auf Motivierung und Unterstützung. Es basiert auf dem Gefühl des Kindes, daß mit dem Daumenlutschen keine Schuld verbunden ist, daß es jedoch an der Zeit ist, damit aufzuhören.

Eine wichtige Rolle spielt die Belohnung. Das Kind wird also doppelt belohnt, durch ein besseres Aussehen der Zähne und durch ein Geschenk, das ihm Freude macht.

Sie werden fragen, wie erfolgreich dieses Programm ist. Wo es auf die hier geschilderte Art angewandt wurde, hat es sich in über 96% der Fälle erfolgreich erwiesen. Das wichtigste an diesem Programm ist Unterstützung, Motivierung, Verständnis und Belohnung. Sie mögen fragen: »Dies betrifft nur das nächtliche Daumenlutschen. Was ist während des Tages zu tun?«

Zwei wichtige Faktoren sind zu bedenken. Erstens entsteht der größte Schaden an Zähnen und Gaumen, während das Kind im Schlaf am Daumen lutscht. Es kann vorkommen, daß ein Kind während der gesamten Nachtruhe den Daumen im Mund hat, etwa 10–11 Stunden jede Nacht. Ist also erst einmal das nächtliche Daumenlutschen ausgeschaltet, ist schon ein großer Teil des Problems überwunden. Der zweite zu bedenkende Faktor ist, daß irgendwo der Kreis durchbrochen werden muß. Ist das Kind erst einmal fähig, das nächtliche Daumenlutschen zu überwinden, bekommt es neuen Mut und wird auch während des Tages die Gewohnheit leichter aufgeben.

Eine wirkungsvolle Methode, diese Gewohnheit während des Tages zu kontrollieren, nachdem sie nachts schon überwunden ist, ist die Benützung eines einfachen Fingerschutzes. Normalerweise saugen Kinder am Daumen während sie fernsehen, lesen oder still für sich in einer Ecke spielen. Deshalb erweist sich dieser Dau-

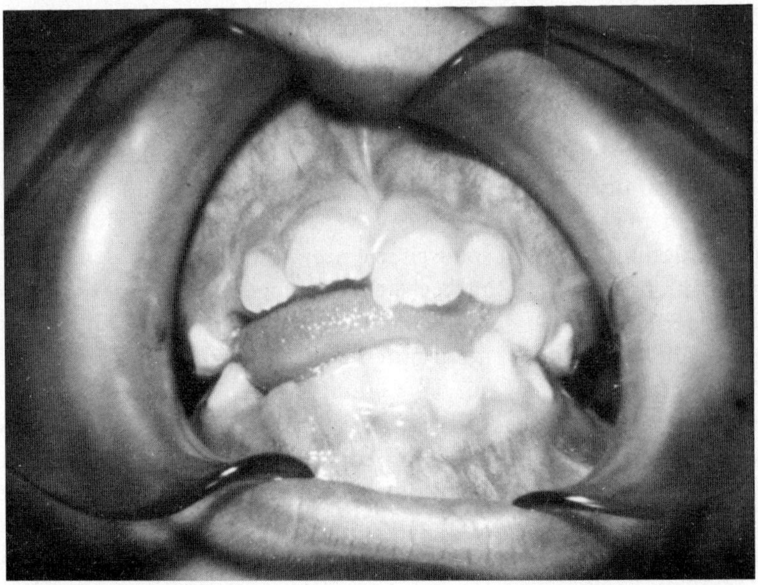

Abb. 46: Okklusion eines Daumenlutschers vor der Myofunktionstherapie.

menschutz als sehr hilfreich. Er dient dazu, das Kind daran zu erinnern, daß es nicht lutschen soll.
Der ›Daumenlutschkalender‹ jedoch ist die Motivierungshilfe für das Tages- und für das Nachtprogramm. Das Kind wird aufgefordert, eine zweite Linie zu ziehen und die Tabelle in zwei Hälften zu teilen. Der obere Teil ist für das Lutschen während der Nacht, der untere Teil für den Tag. Das Kind macht den Erfolgsstern in die Tageshälfte oder in die Nachthälfte, wann es eben Erfolg hatte. So kann es sehr gut die eigenen Fortschritte beobachten (Abb. 45).
Schädliche Gewohnheiten schädigen in der Tat. Sie sind dem Wachstum und der Entwicklung des Gesichts und der Gesichtsmuskeln abträglich. Es ist wichtig, diese Gewohnheiten so schnell wie möglich auszumerzen.
Oft wird die Frage gestellt, ob das Kind diese schädlichen Gewohnheiten nicht mit zunehmendem Alter von selbst ablegen würde. Diese Möglichkeit besteht natürlich. Es kann jedoch auch sein, daß das Kind diesem Problem nicht entwachsen wird. Wichtiger ist, zu bedenken, wieviel Schaden dem Mund und den Gesichtsmuskeln zugefügt wird, solange das Kind diese Gewohnheit beibehält. Bis zum dritten Lebensjahr wird ein großer Teil des Schadens durch die normale Entwicklung und das normale

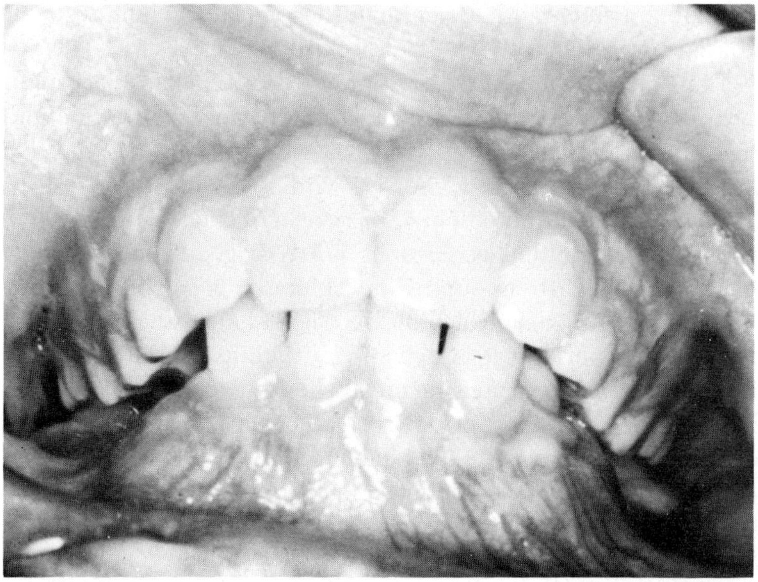

Abb. 47: Okklusion nach der Myofunktionstherapie. Die Verbesserung ist ganz offensichtlich.

Wachstum der Gesichtsmuskeln ausgeglichen. Nach dem dritten Lebensjahr hat dieser Wachstumsfaktor nicht mehr die Fähigkeit, die möglicherweise auftretende Deformierung wiedergutzumachen. Aus diesem Grund müssen wir uns in steigendem Maße der Wichtigkeit und Wirkung dieser schädlichen Gewohnheiten annehmen.

Bei einer Diskussion über schädliche Gewohnheiten taucht immer wieder die Frage nach Form und Funktion auf. Das heißt, entscheidet die Art, in der die Gesichtsmuskeln funktionieren, darüber, wie sich die Zahnstellung entwickeln wird? Ist eine der in diesem Kapitel behandelten schädlichen Gewohnheiten im Spiel, wird die Wechselbeziehung zwischen diesen beiden Faktoren ganz offensichtlich.

Die schädlichen Gewohnheiten verändern ständig die Zahnstellung. Während dieser Veränderung versuchen die Muskeln, sich der neuen Form anzupassen. Können sie sich nicht anpassen, werden sie, nachdem die Gewohnheit abgelegt worden ist, nicht richtig funktionieren und zuviel oder zuwenig Druck gegen oder zwischen die Zähne ausüben. Die gestörte Funktion der Muskeln wird dann zur Fortdauer der schlechten Zahnstellung beitragen.

Die Myofunktionstherapie hat daher hier zwei Aufgaben. Erstens die Korrektur der schädlichen Gewohnheit und zweitens die Korrektur der Gesichtsmuskelbalance, so daß eine ausgeglichene Funktion in einer mit Hilfe der natürlichen Entwicklung zustande kommenden Zahnstellung erreicht wird.

Wirken die Gesichtsmuskeln während der Zeit des Wachstums und der Entwicklung als normale Kräfte, besteht eine gute Chance, daß durch diese natürlichen Wachstumskräfte die schlechte Zahnstellung von selbst verbessert wird.

Sind also, im Ganzen gesehen, diese schädlichen Gewohnheiten schädlich? Ja, sie sind es. Es steht außer Frage, daß sie zu einem schlechten Wachstums- und Entwicklungsmuster beitragen, das die Zahnstellung beeinträchtigt. An sich ist nichts Schlechtes am Daumenlutschen, Fingerlutschen, Knöchellutschen oder Schnullersaugen, sofern es dem Kind nicht schadet. Jedoch ist in 98% der Fälle der Schaden nicht nur offensichtlich, er kann auch während des ganzen Lebens bestehen bleiben.

Am besten lassen sich schädliche Gewohnheiten durch Motivierung beseitigen. Die motivierende Methode wird für das Kind eine Herausforderung sein, diese Gewohnheiten abzulegen, um dafür belohnt zu werden. Zu keiner Zeit dürfen Schuldgefühle, Zwang oder Strafe angewendet werden, sonst kann als nächste Folge

Bettnässen auftreten oder das Selbstvertrauen des Kindes wird geschwächt.

Angie, die Tochter von Mrs. *McGovern* ist ein gutes Beispiel. Sie war neun Jahre alt, als sie wegen chronischen Daumenlutschens in die Praxis des myofunktionell behandelnden Zahnarztes kam. Angies Mutter sagte bei ihrem ersten Besuch: »Eines von Angies Problemen ist, daß sie sich wegen des Daumenlutschens so schämt, daß sie nicht mehr bei ihrer Freundin über Nacht bleiben will. Sie will auch nicht, daß Kinder zu uns ins Haus zum Spielen kommen. Sie sagt, die Kinder lachen über sie.«

Während Mrs. McGovern über dieses Problem sprach, saß Angie die ganze Zeit mit unglücklichem Gesicht in ihrem Sessel. Mrs. McGovern fuhr fort: »Wir haben alles mögliche versucht, um ihr das Daumenlutschen abzugewöhnen. Wir haben mit dem Arzt und mit dem Zahnarzt darüber gesprochen. Wir haben verschiedene Mittel versucht, zum Beispiel den Daumen mit einer Lösung bestrichen. Es hat nichts geholfen. Wir haben Angie eine Belohnung versprochen, wenn sie aufhören würde zu lutschen, aber auch das half nichts. Wir wissen einfach nicht mehr, was wir tun sollen. Sehen Sie, wie sie die Zähne herausgedrückt hat.«

Der myofunktionell behandelnde Zahnarzt besprach das Problem mit Angie in einer Weise, daß sie vollkommen verstand, wie das Daumenlutschen die Stellung ihrer Zähne veränderte. Sie verstand, daß sie wirklich ihren Mund verunstalten würde, wenn sie nicht mit dem Daumenlutschen aufhörte. Angie wurde ein motivierender Film über das Daumenlutschen vorgeführt. Anschließend fragte man sie, ob sie wirklich damit aufhören wolle. Sie bejahte dies.

Es wurde die in diesem Kapitel beschriebene motivierende Methode angewendet. Was Angie jetzt sagt, ist sehr aufschlußreich: »Es war wirklich nicht mehr schwer, sobald ich einmal verstanden hatte, worum es eigentlich geht. Ich wollte keine komisch aussehenden Zähne haben. Mein Zahnarzt unterstützte mich. Jeden Tag telefonierte ich mit ihm und erzählte ihm, wie es mir ging und jeden Tag half er mir weiter.

Ich wußte, ich würde es schaffen und ich habe es geschafft! Das Schönste ist, daß ich jetzt wieder bei meinen Freunden über Nacht bleiben kann. Ich muß nicht mehr befürchten, daß sie mich ›Daumenlutscher‹ nennen. Meine Zähne sehen auch schon besser aus!«

Angies Fall zeigt wieder, daß die schädlichen Gewohnheiten nicht nur die Zahnstellung und das Aussehen beeinträchtigen, sondern auch das Selbstbewußtsein des Kindes. Die anormale Zahnstellung kann auf mechanische Weise korrigiert werden, durch Teamarbeit zusammen mit dem myofunktionell behandelnden Zahnarzt. Das Selbstbewußtsein des Kindes konnte jedoch wiederhergestellt werden, indem man Angie half, die schlechte Angewohnheit selbst zu überwinden. Ihr gestiegenes Selbstvertrauen mag für sie das Wichtigste gewesen sein, was sie durch das Überwinden der Gewohnheit erreicht hat.

8

Wie soll ein Säugling ernährt werden?

Die größte Veränderung in der Praxis der Säuglingsernährung trat sicherlich nach dem ersten Weltkrieg ein. Nach der Statistik haben vor dem ersten Weltkrieg 70% der Mütter in den Vereinigten Staaten ihre Säuglinge während der ersten sechs Lebensmonate an der Brust genährt, im Jahr 1972 jedoch nur noch annähernd 5%. Dies zeigt, daß in der Art der Ernährung der Neugeborenen eine dramatische Veränderung stattgefunden hat.

Eine interessante Beobachtung ist, daß im gleichen Zeitraum als Begleitumstand die Malokklusion (schlechte Stellung der oberen und unteren Zähne zueinander) stark anstieg. Unsere älteren Mitbürger stellen häufig fest: »In meiner Kindheit gab es nicht so viele Kinder mit vorstehenden Zähnen wie heute.« Wir neigen dazu, diese Beobachtung damit abzutun, daß es heute eben überhaupt mehr Kinder gibt als damals und daß wir bessere diagnostische Möglichkeiten haben. Es könnte jedoch sein, daß dabei ein anderer Faktor eine Rolle spielt.

Ebenfalls ist interessant festzustellen, daß durch die Bemühungen von Frauen mit einem gehobenen Bildungsniveau, wie z.B. den Mitgliedern der ›La Leche League‹, das Stillen ein wirkliches Comeback aufweist.

Im Jahre 1975 wurde berichtet, daß 38% der Frauen, die nach einer Geburt die Klinik verließen, ihr Kind stillen wollten. Es ist eigentlich eine Ironie, daß es nach dem ersten Weltkrieg vor allem gebildete Frauen waren, die mit dem Stillen aufhörten und daß es jetzt die gebildeten Frauen sind, die wieder für das Stillen eintreten. Vielleicht hängt das Zurückkommen auf das Stillen mit der ›Zurück zur Natur-Bewegung‹ zusammen, besonders unter Menschen, die glauben,daß natürliche Nahrungsmittel die besten sind. Andererseits gibt es Experten, die die Meinung vertreten, das Stillen sei heute aufgrund möglicher Gefahren in der menschlichen Milch eine zweifelhafte Sache. Eine Studie der Regierung der USA zeigt, daß in der Muttermilch ein unerwartet hoher Anteil von polychlorinen Biphenolen enthalten ist. Dies sind stark giftige Verbindungen, die jahrzehntelang von der Industrie benützt wur-

den und die die Erde, das Wasser, die Luft und somit auch die Nahrung, die wir zu uns nehmen, verunreinigt haben.
Boris *Osheroff,* oberster Umweltbeamter des ›Public Health Service‹ stellte fest: »Wir haben keinen wissenschaftlichen Beweis in der Hand, der besagt, daß das Stillen gefährlich sei.« Er weist darauf hin, daß PCBs eine große Gruppe von Chemikalien mit unterschiedlicher Wirkung sind. Die in der menschlichen Milch enthaltenen sind möglicherweise nicht die gleichen, die eine schädliche Wirkung haben, wenn sie an Tiere gefüttert werden. Auch ist die Dosis nicht vergleichbar. Es wurde noch nie über das Vorkommen von PCB in einem menschlichen Säugling berichtet.
Osheroff sagt: »Wir kennen die gesundheitliche Bedeutung der menschlichen Milch nicht. Wir haben keine Beweise dafür, daß die bekannte Wirkung des Stillens aufgehoben würde.« Dennoch muß ernsthaft bedacht werden, daß u.U. die Muttermilch kontaminiert ist.
Eines der häufigsten Argumente für das Stillen ist die Tatsache, daß die Menschen viele Jahrhunderte hindurch überlebt und sich entwickelt haben. Bei all diesen Betrachtungen handelt es sich allerdings nur darum, welche Stoffe in der menschlichen Milch enthalten sind.
Das Stillen ist jedoch noch in anderer Hinsicht von großer Bedeutung, und zwar durch die Entwicklung der Gesichtsmuskeln während des Saugens. Im weiteren Verlauf dieses Kapitels werden wir den Unterschied herausstellen zwischen dem Stillen und der Benützung von sogenannten natürlich geformten künstlichen Saugern und den Einfluß auf die Entwicklung der Gesichtsmuskeln. Das Saugen an der Brust hat einen bestimmten Einfluß auf das Wachstum und dieEntwicklung von Gesicht, Zähnen und Mundhöhle. Beim neugeborenen Kind ist die Zunge das größte Organ im ganzen Körper und sollte sofort betätigt werden. Ein Baby ist anthropologisch für das Saugen an der Brust programmiert. Die Zunge ist dafür geschaffen, nach der Brustwarze zu greifen und sie in den Mund gegen den harten Gaumen zu ziehen. Dabei tritt folgende Muskeltätigkeit auf: Als erstes streckt sich die Zunge des Babys aus und zieht die Brustwarze der Mutter in den Mund gegen den harten Gaumen. Die Brustwarze verlängert sich dabei um 30 bis 50%, so daß sie eben in den Gaumen hineinpaßt, während die Zunge von unten dagegendrückt. Dann reguliert das Baby den Fluß der Nahrung, wie es ihm günstig ist. Zur gleichen Zeit umklammert das Zahnfleisch die Brust und die Lippen sind geschlossen. Der ganze Saugvorgang ist intraoral.

Die drei wichtigen Faktoren sind die Länge der Brustwarze, die Art, in der die Milch fließt und die Flexibilität der Brustwarze. Beim Stillen kann der Säugling diese Faktoren mitbeeinflussen. Dies ist jedoch nicht unbedingt der Fall, wenn das Stillen durch künstliche Ernährung ersetzt wird. Erstens sind die meisten Sauger in ihrer Länge starr und auf Grund der Beschaffenheit des Gummis hart, was eine ungenügende Dehnung und Elastizität zur Folge hat. Dies trifft besonders auf die Basis des Saugers zu. Zudem erlaubt eine zu große Öffnung am Ende des Saugers einen zu raschen Fluß der Milch. Somit sind die drei Faktoren, Länge, Fluß der Milch und Flexibilität nicht durch die Muskeltätigkeit des Säuglings zu kontrollieren, was einen entscheidenden Einfluß auf die Entwicklung der Gesichtsmuskeln ausübt. Beim Stillen kann das Baby die Länge der Brustwarze, den Fluß der Milch und die Flexibilität auf Grund der Elastizität der mütterlichen Brust kontrollieren.

Bei ungeeigneten Geräten zur künstlichen Ernährung ist dies jedoch nicht möglich.

Die ungeeignete Form eines Saugers ist für die Gesichtsmuskeln katastrophal. Auf dem Markt gibt es nur eine Größe von flexiblen Saugern, die für alle Säuglinge passen soll. Das bedeutet, daß das Kind mit dem kleinen Mund und das Kind mit dem großen Mund einen gleich langen Sauger bekommen, was offensichtlich unsinnig ist. Außerdem fließt die Milch aus dem Sauger so schnell und leicht, daß der Säugling das Gefühl hat, zu ertrinken. Das Gehirn des Babys setzt als Selbstschutz die Zunge in Bewegung. Diese drückt nach vorne gegen den Sauger, wobei ein anteriorer Zungenstoß entsteht, der möglicherweise zu Malokklusion oder schlechter Zahnstellung beiträgt. Dies ist das Ergebnis der falschen Länge, des zu leichten Milchflusses und des Mangels an Flexibilität der meisten künstlichen Sauger. Der Akt des Nährens mit künstlichen Mitteln schafft für das Baby keine glückliche Situation.

Die meisten Kindernährmittel haben zwar die gleiche Menge an Kohlehydraten und Laktose wie die menschliche Milch, jedoch süßen manche Eltern die Babynahrung, indem sie Zucker hinzufügen. Dies trägt nicht nur zur Schädigung der Zähne, sondern auch zur Schwächung der Gesichtsmuskeln bei. Unsere Versuche am ›Institute for Myofunctional Therapy‹ haben diese Tatsache eindeutig nachgewiesen.

Somit ist für die Mutter, die sich aus bestimmten Gründen entschließt, ihr Kind nicht zu stillen, wichtig zu wissen, daß die richtige Wahl des Saugers und der Babynahrung von entscheidender Bedeutung ist. Der benützte Sauger sollte die schon angeführten Qualitäten haben:

1. Flexibilität, so daß er sich ausdehnen und dem Mund des Kindes anpassen läßt.
2. Er sollte dem Kind die Möglichkeit geben, den Fluß der Nahrung zu bestimmen.
3. Schließlich sollte er aus einer Substanz bestehen, die dem menschlichen Gewebe so ähnlich wie möglich ist, so daß er genügend Flexibilität hat, um dem Säugling die Möglichkeit zu geben, ihn nach Bedarf in die Länge zu dehnen und den Fluß der Milch zu kontrollieren.

Kindernahrung sollte auch frei von Zucker sein. Ist dies nicht der Fall, können möglicherweise die Gesichtsmuskeln und die durchbrechenden Zähne geschädigt werden.

Befürworter der Flaschenernährung weisen darauf hin, daß flaschengenährte Babys häufig größer und schwerer sind als brustgenährte Säuglinge. In Wirklichkeit steht die Gewichtszunahme bei Flaschennahrung nicht im richtigen Verhältnis zum Größenwachstum. Bei Ernährung an der Brust ist dieses Verhältnis ausgeglichener. Mit anderen Worten: künstlich genährte Babys sind eher zu dick, und starke Gewichtszunahme in der Kindheit ist nach Ansicht vieler Wissenschaftler der Wegbereiter für Fettleibigkeit im Erwachsenenalter.

Wir haben hier eine Situation, in der die Menschen versuchen, die Natur zu verbessern. Sie sind jedoch nicht in der Lage, ein brauchbares System zu schaffen. Die Folge sind geschwächte Gesichtsmuskulatur und vermehrtes Auftreten von Malokklusion und Sprachfehlern. Da die Gesichtsmuskeln nicht in der richtigen Balance sind, besteht eine erhöhte Gefahr, daß das Baby die Gewohnheit des Zungenstoßes entwickelt. Hinzu kommt bei dem überfütterten flaschengenährten Säugling die Tendenz zur Fettleibigkeit.

Das neue System zur Säuglingsernährung, das im ›Institute for Myofunctional Therapy‹ entwickelt wird, verspricht diese Lücke zu füllen. Es wird voraussichtlich im Jahre 1982 zur Verfügung stehen. Das komplette System, Sauger, Flasche und Schnuller, sollte die Ansprüche an Länge, Milchfluß und Flexibilität erfüllen, wie sie in diesem Kapitel besprochen wurden.

Obwohl es außer Frage steht, daß für die Entwicklung der Muskeln des Kindes das Stillen wünschenswert ist, müssen wir doch zugeben, daß es Fälle gibt, in denen das Kind nicht gestillt werden kann oder nicht gestillt werden soll. Es gibt gewisse genetische Störungen, die dazu führen, daß die menschliche Milch für das Kind unverträglich ist. Sehr kleine, frühgeborene Kinder sind möglicherweise nicht fähig, kräftig genug zu saugen. Trotzdem können sie mit menschlicher Milch ernährt werden, indem man die nötigen Geräte verwendet. Es soll jedoch auch erwähnt werden, daß in den meisten Fällen, in denen es am Kind liegt, das Stillen eventuell doch möglich gemacht werden kann. Eine Mutter, die zum Stillen motiviert ist, kann ihre Milchproduktion aufrechterhalten, indem sie die Milch abdrückt.

Es gibt jedoch Mütter, die aus triftigen Gründen nicht stillen sollten. Zum Beispiel Frauen mit aktiver Tuberkulose, einer schwächenden Krankheit oder ernsthafter Unterernährung sollten nicht versuchen zu stillen. Auch in Fällen, in denen die Mutter gewisse Medikamente einnehmen muß, die möglicherweise in die Milch gelangen und dem Kind schaden, ist das Stillen nicht angezeigt. Wenn eine Frau stillt, sollte sie bei der Wahl der Medikamente, die sie einnimmt, extrem vorsichtig sein. Frauen, die normalerweise Alkohol, Marihuana oder andere Drogen, Beruhigungsmittel oder irgendwelche Stimulantien zu sich nehmen, sollten ihren Arzt zu Rate ziehen, bevor sie auch nur den Versuch machen, zu stillen. Es kann auch vorkommen, daß eine Mutter nicht genügend Milch produziert. Dies macht das Stillen schwierig oder beinahe unmöglich.

Es muß jedoch noch einmal erwähnt werden, daß die häufigsten Gründe für die Unfähigkeit der Mutter, zu stillen, Erschöpfung oder Überängstlichkeit sind oder die Furcht, zu versagen. Das Gefühl der Unsicherheit hemmt den Reflex, der die Milch in der natürlichen Weise fließen läßt, während das Kind saugt.

Es ist jedoch Tatsache, daß für die Entwicklung der Gesichtsmuskeln das Nähren mit der Flasche nicht so gut ist wie das Stillen. Bald jedoch wird das neuentwickelte System zur Säuglingsernährung, das in diesem Kapitel schon erwähnt wurde, den Müttern zur Verfügung stehen. Dieses System kommt hinsichtlich der Wirkung auf die Entwicklung der Gesichtsmuskeln dem Stillen gleich oder übertrifft es sogar. Es wurde nach den in diesem Kapitel erwähnten Prinzipien der richtigen Länge, Flexibilität und des richtigen Milchflusses entwickelt. Der Sauger ist flexibel genug, so daß das Kind ihn beliebig dehnen und dem Mund anpassen kann, wie es das auch mit der Brust der Mutter tut. Der Fluß der Milch kann leicht durch die Muskulatur reguliert werden.

Die Flasche ist gebogen, was einen besseren Augenkontakt zwischen Mutter und Kind während des Nährens erlaubt. Dies ist psychologisch sehr wichtig.

Nun besteht kein Grund anzunehmen, unrichtiges Nähren des Säuglings sei der einzige Grund für eine gestörte Gesichtsmuskelbalance und anormales Schlucken. Offensichtlich trägt dieser Faktor jedoch bei manchen Kindern dazu bei.

Zu einer guten Ausrüstung für den Säugling sollte neben der richtigen Flasche und dem richtigen Sauger auch noch ein spezieller Schnuller gehören, der dem Mund angepaßt ist und zur guten Entwicklung des Gaumens während der Wachstumsperiode beitragen soll. Der Schnuller befriedigt den Sauginstinkt des Kindes und übt einen ständigen Druck gegen den Gaumen aus, so daß dieser eine bessere Möglichkeit hat, sich zu seiner richtigen Weite auszudehnen.

Die Funktion der Muskeln während des Stillens ist folgende: Die Zunge hebt sich zum Gaumen und trägt so zu dessen Erweiterung bei. Die Lippen schließen sich um die Brust der Mutter und werden durch den Druck, den sie ausüben, kräftiger. Die Wangenmuskeln ziehen sich zusammen und unterstützen so die Entwicklung des Gesichts. Ein Flaschensauger muß den Muskeln die Möglichkeit geben, sich richtig zu betätigen.

Zudem ist es dringend notwendig, daß die Säuglingsnahrung zukkerfrei ist.

Die Eltern sollten beim Nähren des Kindes mit der Flasche folgendes beachten:

Das Kind muß während des Saugens dicht an den Körper gehalten werden. Es darf nicht überfüttert werden. Es soll nicht zu früh feste Nahrung bekommen. Der Flaschensauger darf niemals als Schnuller benützt werden, dazu ist er nicht entworfen.

9

Wie kann man sich selbst helfen?

Sobald man ein Problem feststellt, fragt man sich, wie es gelöst werden kann. Natürlich wäre es in den erwähnten Fällen am besten, einen qualifizierten myofunktionell behandelnden Zahnarzt aufzusuchen. Dieser wird sich in Zusammenarbeit mit dem jeweiligen Zahnarzt, Arzt oder Logopäden mit diesem Problem befassen.

Es ist jedoch möglich, daß es im näheren Umkreis keinen myofunktionell behandelnden Zahnarzt gibt. Vielleicht sind auch die Kosten für eine solche Therapie zu hoch. Deshalb wurde eine Reihe von Übungen ausgearbeitet, die sicher von Nutzen sind und die zuhause durchgeführt werden können.

Im Kapitel über schädliche Gewohnheiten ist eine Methode beschrieben, mit deren Hilfe diese Gewohnheiten überwunden werden können. Wird die Methode in der beschriebenen Weise angewendet, besteht gute Aussicht auf Erfolg. Es ist jedoch wichtig, daß sie genauestens befolgt wird und daß zwischen Eltern und Kind ein sehr guter Kontakt besteht. Sicherlich wäre die Durchführung der Therapie durch einen myofunktionell behandelnden Zahnarzt vorzuziehen, da dabei ein Konflikt zwischen Eltern und Kind vermieden wird. Ist jedoch kein entsprechend behandelnder Zahnarzt erreichbar, lohnt es sich, selbst zu versuchen, die schädliche Gewohnheit auszuschalten, da durch sie den Zähnen des Kindes großer Schaden zugefügt wird.

Eine Myofunktionstherapie besteht aus drei Teilen. Der erste Teil ist dazu entworfen, die Schluckmuskeln wieder zu trainieren. Der zweite Teil besteht aus Übungen, die zum korrekten Schlucken der Nahrung führen. Der dritte Teil trainiert das Unterbewußtsein, die neue Art des Schluckens zu einer ständigen Gewohnheit zu machen.

Sollte der Leser bei sich selbst kleinere Störungen der Gesichtsmuskulatur bemerken und den Wunsch haben, bestimmte Gesichtsmuskeln zu kräftigen, können folgende Übungen für drei Gesichtsmuskelgruppen hilfreich sein.

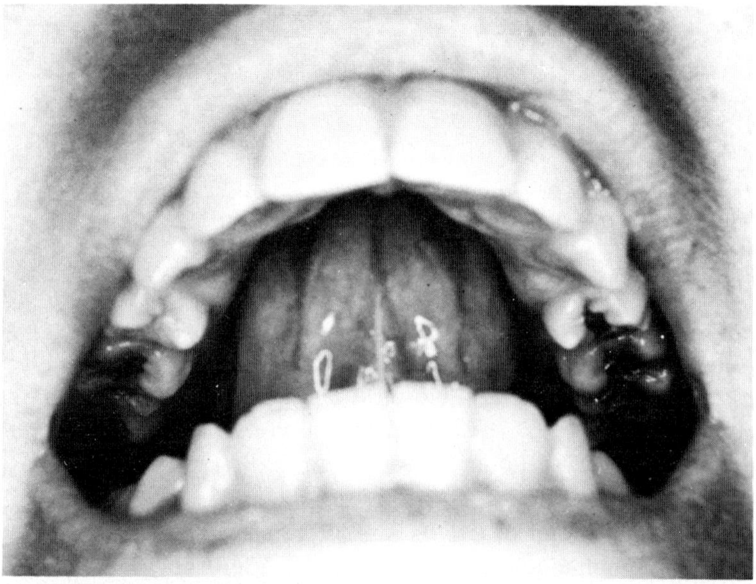

Abb. 48: Richtig plazierte Zunge.

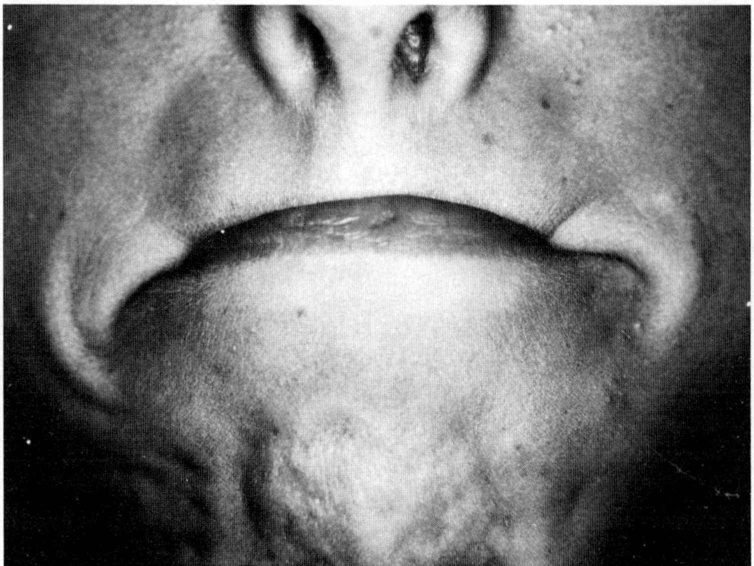

Abb. 49: Lippenmassage.

Die erste Reihe von Übungen ist für die Zungenmuskeln entworfen. Wenn Sie dazu neigen, die Zunge zu weit vorne im Mund zu plazieren, werden Sie bemerken, daß Ihr Unterkiefer vorgeschoben wird. Um dies zu vermeiden, sollten Sie mit Ihrer Zunge die

Stelle hinter den oberen Frontzähnen finden, wo der Gaumen sich wölbt. An diese Stelle sollten Sie Ihre Zunge plazieren (Abb. 48) und die Zeit, während der Sie die Zunge dort halten, täglich um zwei Minuten verlängern. Dies machen Sie 30 Tage lang, also bis Sie die Zunge eine volle Stunde lang am richtigen Platz halten. Haben Sie dies erreicht, dann versuchen Sie zwei Wochen lang, die Zunge täglich eine volle Stunde am richtigen Platz zu halten. Sie werden sich wundern, wie leicht die Zunge sich an die neue Stellung gewöhnen wird.

Stellen Sie fest, daß Ihre Zunge gegen die oberen und unteren Frontzähne stößt, so oft Sie Wörter sprechen, die mit t, d, l und n beginnen, so ist es eine gute Übung, eine Reihe von einfachen Wörtern wie Tau, Tee, du, lang, nah etc. zu sprechen, die Zunge dabei ein wenig weiter hinten im Mund zu halten und die Zähne nicht damit zu berühren. Dies wird Ihnen die Stellung Ihrer Zunge beim Sprechen bewußter machen und Ihnen auch zu einer deutlicheren Aussprache verhelfen.

Um die Lippen zu stärken und ihre Stellung zu ändern, gibt es zwei ausgezeichnete Übungen. Die erste ist eine Art Lippenmassage. Man plaziert dabei die Unterlippe über die Oberlippe und zieht sie dann mit hartem Druck nach unten. Dies wiederholt man ca. fünfzigmal und zwar täglich dreimal, auf die Dauer von etwa drei bis vier Wochen. Diese Übung wird sich sehr gut auf die Form der Lippen auswirken *(Abb. 49)*.

Für die zweite Übung nimmt man einen Knopf (etwas größer als ein Zehnpfennigstück) mit durchgezogenem Bindfaden zwischen Lippen und Zähne. Man zieht kräftig an dem Knopf, während man ihn gleichzeitig mit den Lippen festhält. *(Abb. 50)*. Dies ist eine isometrische Übung, die hilft, die Lippenmuskeln zu kräftigen.

Auch für schwache Wangenmuskeln, die das Gesicht schlaff erscheinen lassen, gibt es eine ausgezeichnete Übung. Auch dies ist eine isometrische Übung. Sie beißen einfach Ihre Backenzähne, so fest Sie können, zusammen und zählen dabei bis zehn *(Abb. 51)*. Dies zwingt die Wangenmuskeln, sich zum Gesicht zu bewegen. Diese Übung wird zweimal täglich sechsmal wiederholt. Sie wird nach kurzer Zeit die Wangenmuskeln kräftigen.

Eine gute Möglichkeit, sich daran zu erinnern, die Zungenspitze beim Schlucken weiter hinten im Mund zu plazieren, ist das Assoziieren des richtigen Schluckens mit einer Farbe. Wenn Sie eine bestimmte Farbe sehen, legen Sie die Zunge hinter den Zähnen an den Gaumen und schlucken dann, wobei Sie die Zungenspitze noch weiter nach hinten bewegen. Diese richtige Art zu schlucken können Sie mit jeder beliebigen Farbe oder jedem Laut assoziieren. Ein Kind kann z. B. die Schulglocke, das Radio, den Fernsehapparat etc. als Erinnerungshilfe benützen.

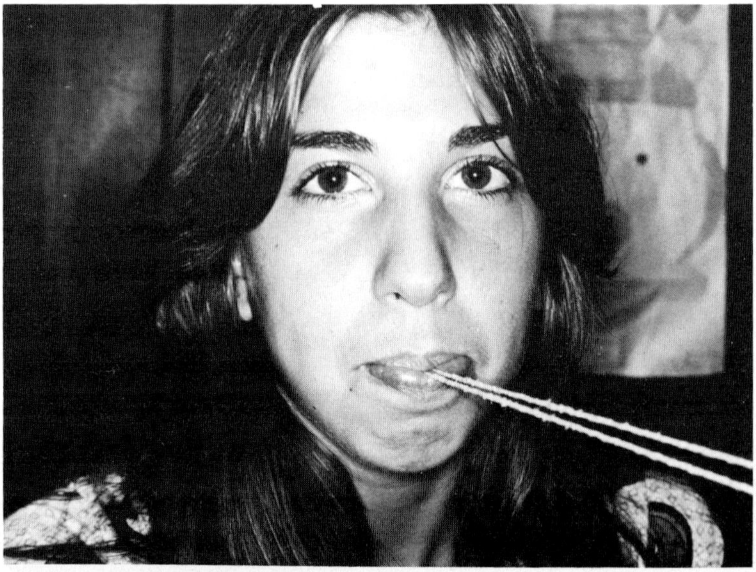

Abb. 50: Übung für die Lippenmuskeln.

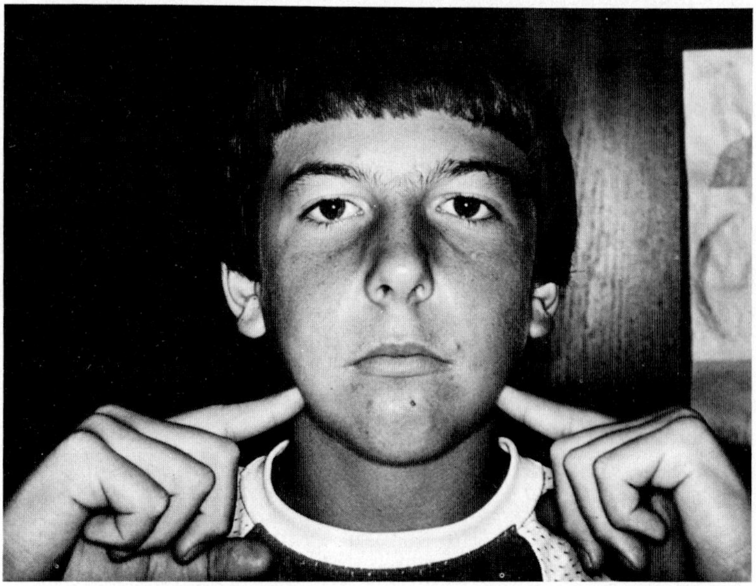

Abb. 51: Übung für die Wangenmuskeln.

Alle diese Übungen sollen bei dem Versuch, eine bessere Gesichtsmuskelfunktion zu erreichen, eine Hilfe sein. Es ist beinahe unmöglich, das eigene anormale Schluckverhalten ohne qualifizierte Hilfe zu korrigieren. Diese Übungen können jedoch bei weniger ernsthaften Schwierigkeiten von Nutzen sein.
Bruxismus oder Zähneknirschen, besonders während der Nacht, ist eines der Probleme, die gut durch ein Selbsthilfeprogramm behandelt werden können. Es gibt im Grunde nur zwei Ursachen für Bruxismus. Der erste Grund sind Unebenheiten der Zahnflächen, die während des Schlafens ständig zum Aufeinanderreiben der Zähne reizen.
Der zweite Grund für Zähneknirschen ist die Unfähigkeit eines Menschen, sich vor dem Einschlafen von den Spannungen des Tages zu befreien. Es ist eine Kampf- oder Fluchtsituation. Der Ausdruck ›die Zähne zusammenbeißen‹ kommt nicht von ungefähr. Es gibt eine gute Möglichkeit, dieses Zähnebeißen oder Zähneknirschen während der Nacht zu überwinden. Die Therapie beruht auf der Theorie, daß ein müder Muskel nicht arbeitet. Man nimmt vor dem Schlafengehen zur Entspannung ein warmes Bad. Kurz vor dem Einschlafen beißt man kräftig die Zähne aufeinander und zählt dabei bis zehn. Dies wiederholt man vor dem Einschlafen zehnmal. Diese Übung ermüdet die Muskeln, so daß sie während des Schlafes zu müde sind, die Kiefer zusammenzupressen. Die Kampf- oder Fluchtsituation ist überwunden.
Diese Therapie ist sehr erfolgreich und wird seit Jahren von den Therapeuten am ›Institute for Myofunctional Therapy‹ empfohlen. Unsere Patienten berichten allgemein über große Erleichterung. Mrs. *Jones* sagt zum Beispiel: »Seit Jahren wachte ich morgens mit wundem Mund und schmerzendem Kiefer auf, weil ich nachts meine Zähne so schrecklich aufeinanderbiß. Mein Zahnarzt gab mir etwas, das ich zur Schonung meiner Zähne in den Mund nehmen sollte. Aber ich habe es einfach durchgebissen. Seit ich jedoch diese Therapie anwende, habe ich aufgehört, meine Zähne aufeinanderzubeißen und zu -reiben. Ich fühle mich viel ausgeruhter, wenn ich morgens aufwache und meine Kiefer schmerzen nicht mehr. Ich kann gar nicht sagen, wie froh ich bin.«
Kann man eine Störung der Gesichtsmuskulatur selbst korrigieren? Möglicherweise nicht. Aber Sie können durch die einfachen Übungen, die in diesem Kapitel beschrieben sind, einige Erleichterung erlangen.
Besser ist es natürlich, wenn Sie einen myofunktionell behandelnden Zahnarzt aufsuchen, der den Ursachen der Störung genau auf

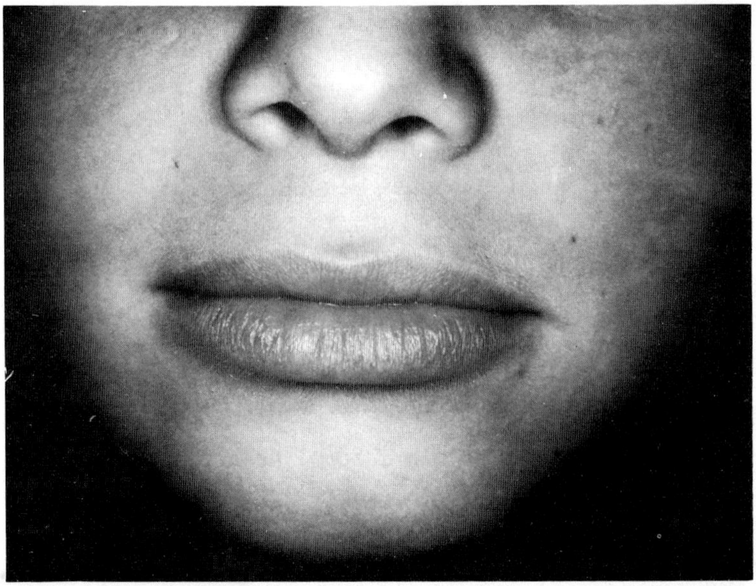

Abb. 52: Gute Gesichtsmuskelbalance.

den Grund geht. Sie werden überrascht sein, wieviel Hilfe er Ihnen geben kann, wieviel besser Sie sich fühlen werden und wie sich Ihr Aussehen verbessern wird. Eine straffe Gesichtsmuskulatur ist die Grundlage für gute Muskelfunktion und gutes Aussehen *(Abb. 52).*

Schlucken Sie richtig, sonst haben Sie Ihr Leben lang an Schwierigkeiten und körperlichem Unbehagen zu leiden. Haben Sie Probleme mir Ihrer Gesichtsmuskulatur, suchen Sie beim Zahnarzt Hilfe, damit Sie sich später nicht selbst vorwerfen müssen, etwas versäumt zu haben.